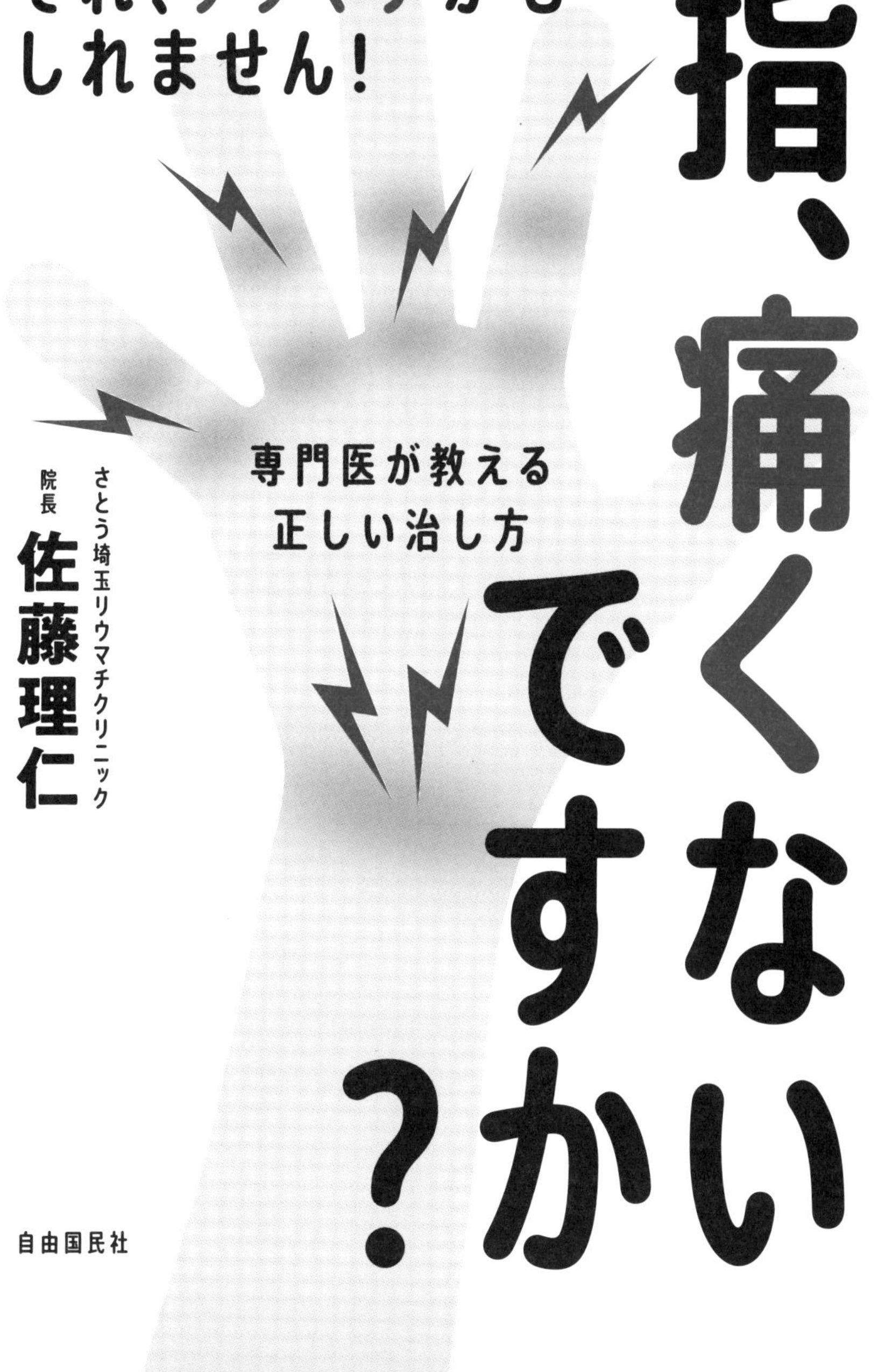

それ、リウマチかも
しれません！

指、痛くないですか？

専門医が教える
正しい治し方

さとう埼玉リウマチクリニック
院長
佐藤理仁

自由国民社

はじめに

「朝起きると、指がこわばって動かしにくいんだよな」

「手首の痛みが続いていて、心配だな」

「ぶつけた覚えもないのに、指が腫れてるのは何でだろう？」


こんな不安やお悩みはありませんか？


これは病気なのか？

ただの使い過ぎか？

ほうっておけば治るのか？


そんな皆さんの疑問にお答えし、不安を解消するために、この本はあります。

はじめまして。私はリウマチ専門医の佐藤理仁《さとうみちひと》と申します。

リウマチとは、手や足の関節が腫れたり、痛んだりする病気のことです。

私はその専門家としてリウマチ専門のクリニックを開業しており、毎月1000名近くの患者さんの診療をしています。

そんな専門家の私でも、「リウマチの診断って難しいな」と日々新たに学びながら診療をしているのですから、あなたが原因もわからず疑問に思ったり、不安をもってしまうのは無理もないことなのです。

さて、このリウマチ。

何が問題かというと、治療をしない限りどんどん痛みが酷くなり、痛い関節も増えていってしまうこと。

さらには骨まで破壊され、指や手が曲がって動かなくなってしまうことです。

そうならないためには、早期診断と早期治療が何よりも大切なのですが、先にも述べたとおり、その判断というのがなかなか難しい。

症状が数年前からあったにも関わらず、まさかリウマチだとは思わず、そのまま様子を見てしまう人が後を絶ちません。

手指が変形してしまってから初めて受診される方も多く、治療が遅れてしまうケースもよくあります。

また、この10年でリウマチの治療は格段にレベルアップしたため、今までの常識を見直し、新しい知識をとり入れ続けることも大切です。

私はこれまで、

「もっと早くご相談いただけたら、痛みをなくし、進行を止め、今まで通りの生活を送っていただけたのにな…」

と残念に思い、そして同時に、情報発信が不足していることへの申し訳なさも感じてきました。

それだけに、この本を世に送り出せたこと、そしてあなたに手に取っていただいたことに、大きな喜びを感じています。

あなたはこの本を読むことで、

「どんな場所にどんな痛みが出たら、リウマチを疑った方がいいのか？」

「リウマチかも？と思ったら、誰に相談したらよいのか？」

「もしリウマチであった場合、どんな治療や生活になるのか？」

が、スッキリとわかるようになります。


できるだけわかりやすくなるよう、さまざまな工夫も凝らしましたので、気負わず安心して、スラスラと読みすすめていただけることでしょう。


この本を読み終わった時には、疑問は解消され、不安も大きく軽減し、何をすればよいのかが明確にわかる。

そんな本になっていると自負しています。


健康な生活を長く送っていただくための、お役にたてば幸いです。

▼この本の主な登場人物

リュウさん

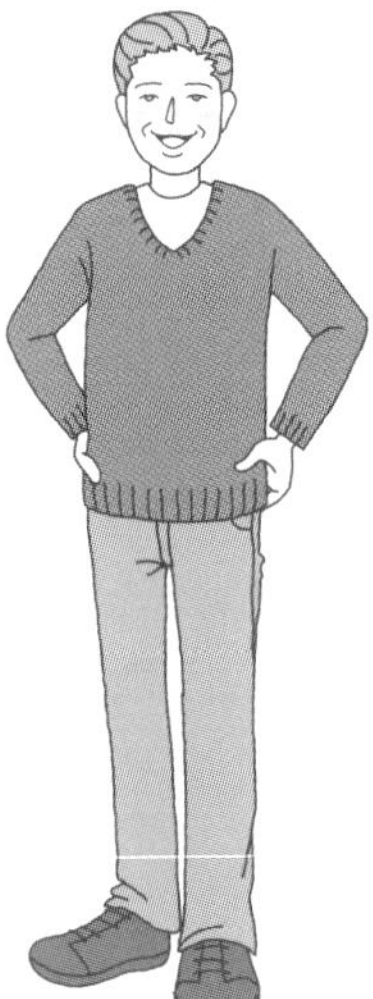

75歳。大手企業を定年まで勤めあげ、現在は郊外の一軒家で妻と二人暮らし。現役時代は働きづめだったが、持ち前の体力で乗り切ってきた。チャレンジ精神旺盛で、何事も猪突猛進。思い込みの激しい一面もある。「いつまでも若くいたい」という思いから、最近は、定年後に始めたグラウンド・ゴルフに熱中している。「元気があればなんでもできる」がモットー。月に1回の孫の来訪を楽しみにしている。

佐藤先生

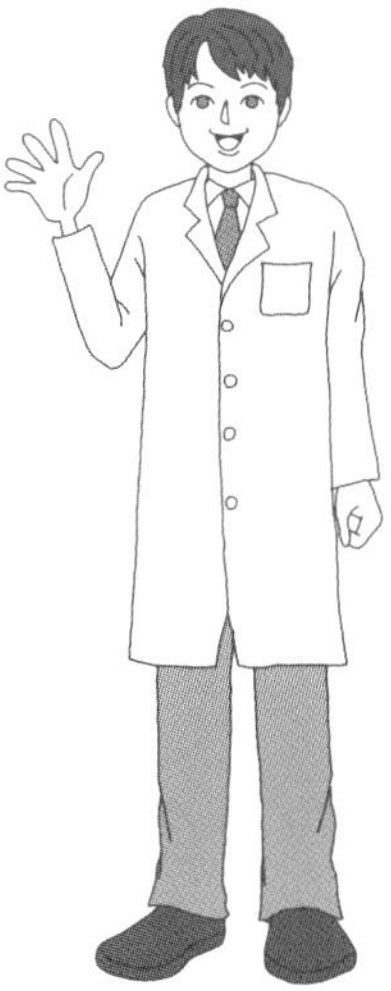

リウマチの専門医。
クリニックには、世代・症状を問わず、さまざまな患者が全国から訪れている。
自身の祖父がリウマチで苦しんだ経験から、リウマチの専門医になることを決意。
リウマチの早期発見と治療で患者さんに安心を届けられるように、
若手リウマチ医の先生たちと日々頑張っている。
リュウさんとは自宅が近所にあり、顔見知りの仲。
日課の朝の散歩中に、公園で出会うリュウさんと話すことも多い。
リュウさんの思い込みの激しい一面を少し心配している。
困っている人を放っておけない性格。

目次

リウマチストーリー②

病院に行かず、薬局に行く

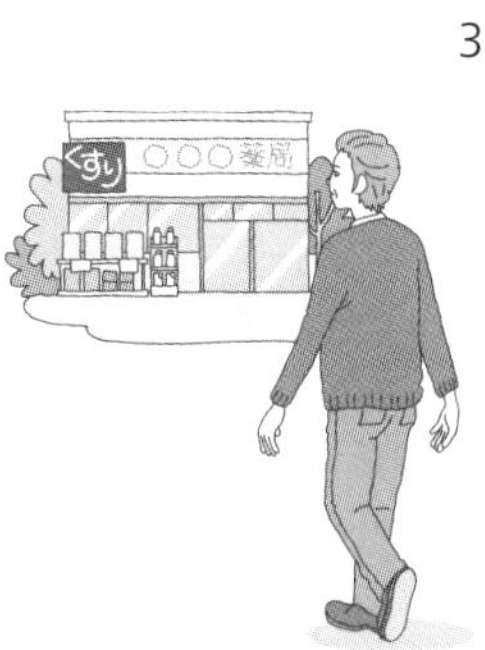

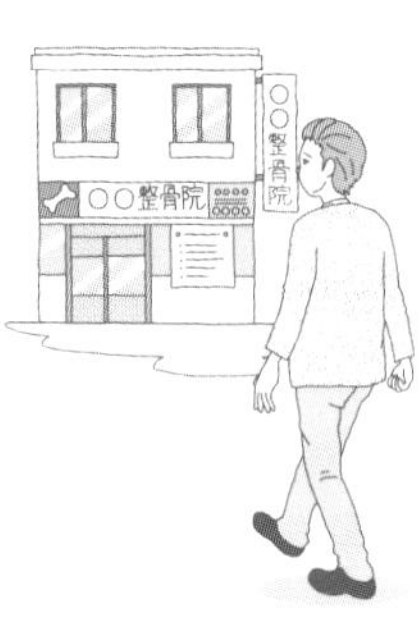
○○整骨院
○○整骨院

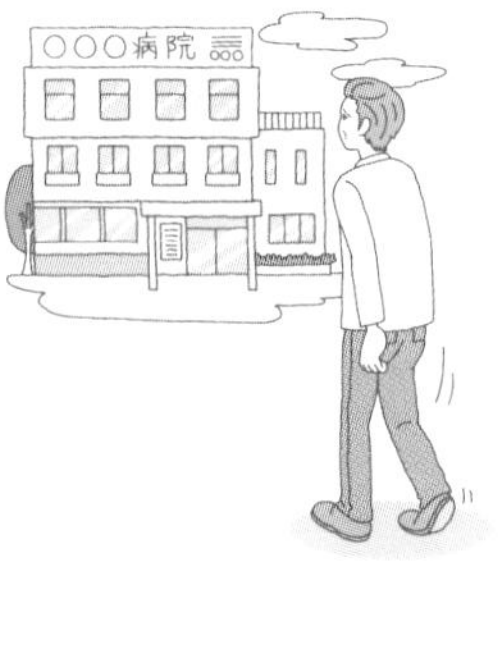
○○○病院

リウマチストーリー⑤

病院で血液検査を受けて安心してしまう 75

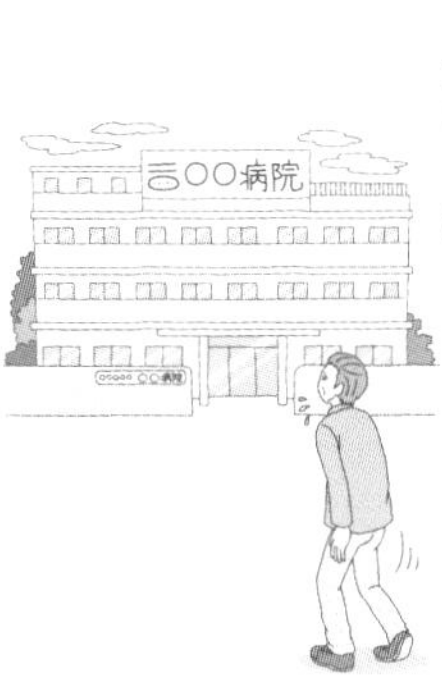

リウマチストーリー⑥

ようやく関節エコー検査を受けてがく然とする　95

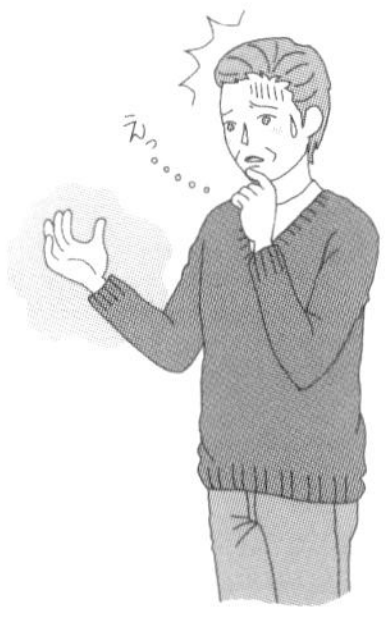

リウマチストーリー⑦

安心して病院に行かず症状が悪化してしまう 111

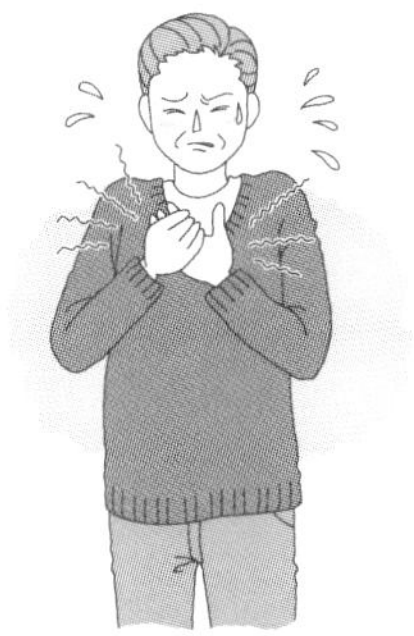

リウマチストーリー⑧

リウマチ専門クリニックで快方に向かう

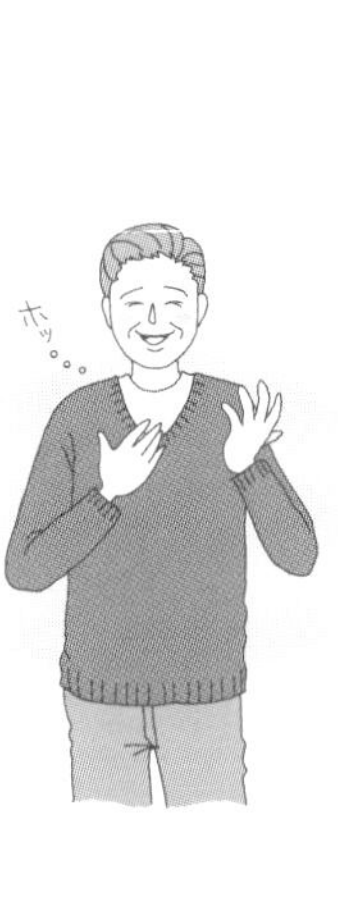

1日1回！リウマチ体操 151

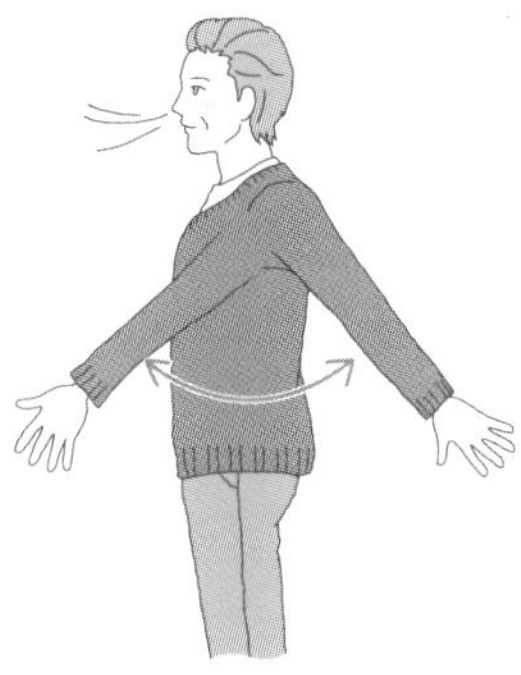

リウマチストーリー①

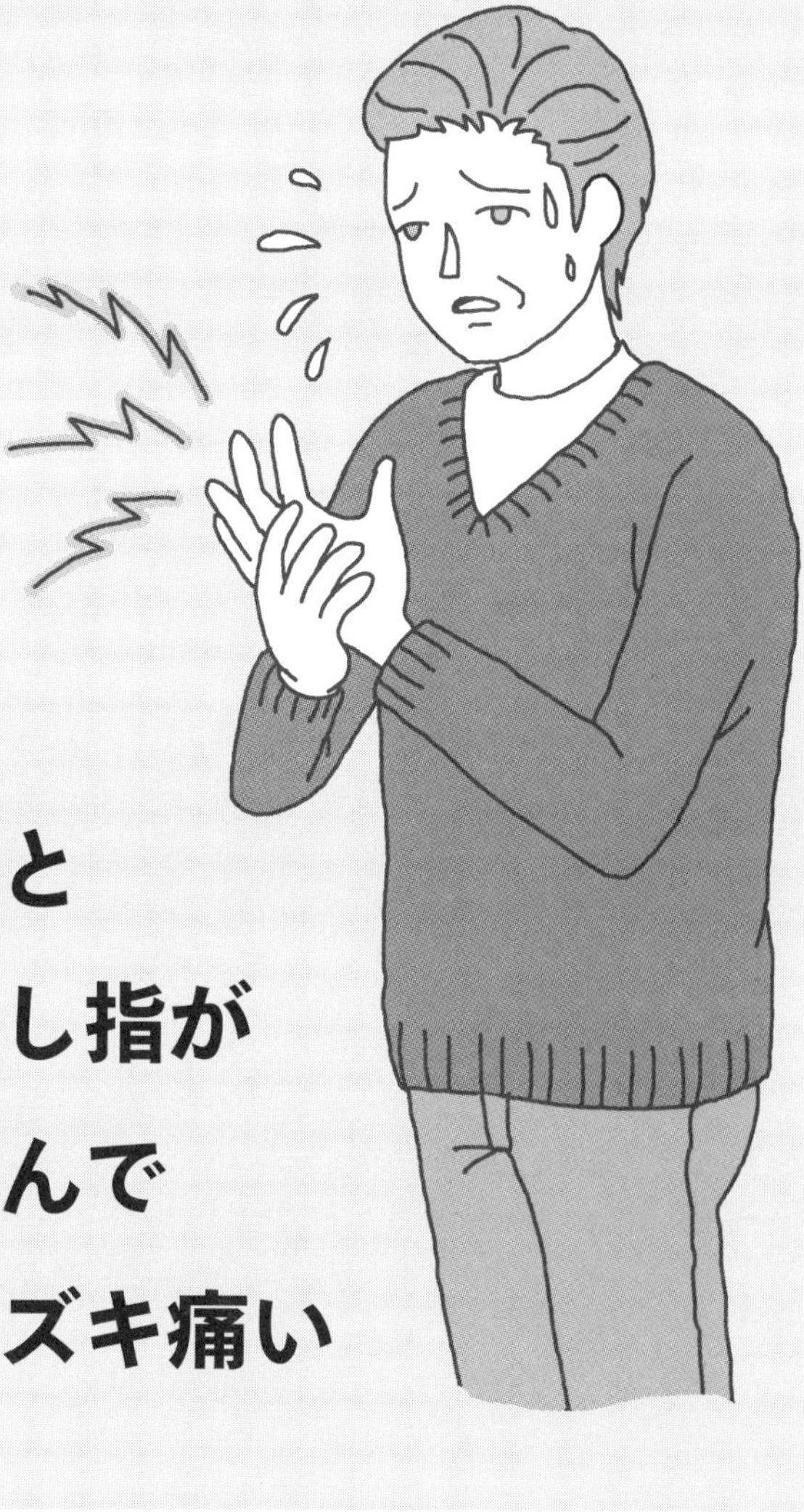

手首と
人差し指が
膨らんで
ズキズキ痛い

リウマチの初期症状は、手首や指などのちょっとした痛みや腫れ。
リウマチと疑うことがないほどの小さな症状のこともあります。
では、どうやって異変に気づけばいいのでしょうか？
ここでは、リウマチの症状や進行具合などについて
基礎的なことをお伝えします。

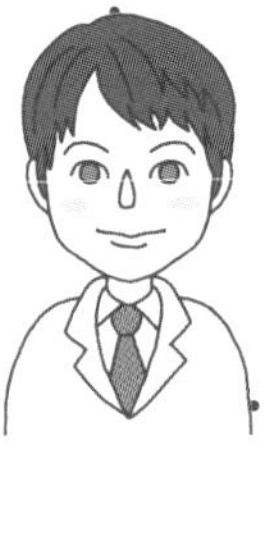

初期症状でリウマチに気づく人は稀《まれ》！ 徐々に進行していく病気なんです

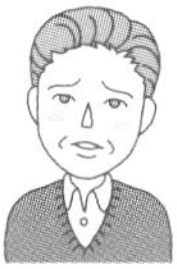

リュウさん（以下「リ」）：おぉ、今朝もいいお天気だ。さてと、今日はさっそくパットの練習でもするかな。ご近所の鈴木さんに負けるわけにいかないからな。…**アイタタタ！** なんだろう？ どうも最近は手首が痛んで仕方がないな。知らない間にどこかを傷めたのか？ でも来週は、大事なグラウンド・ゴルフ大会があるから、休んではいられんぞ…。

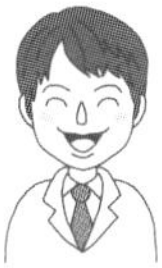

佐藤先生（以下「佐」）：リュウさん、おはようございます。朝から素振りですか。精が出ますね。…手首をさすっていらっしゃいますが、どうかされましたか？

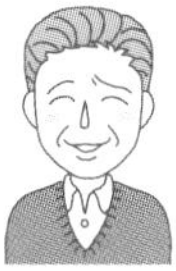

リ：あぁ！ 佐藤先生、おはようございます。今日もいいお天気ですな。いやぁ、このところ、朝の素振りのときに限って、右手首が痛むんですよ。歳のせいなの

か、素振りのときに傷めたのか…。心なしか、少しむくんでいるような感じもして、まいっちゃいますよ～。

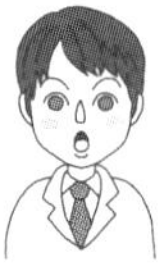

佐：痛いうえに、むくんでいる感じもするんですか？　ちょっと見せてください。…そうですね、触ってみると少し熱っぽい感じもします。リュウさん、もしかしたらこれは「**リウマチ**」かもしれませんよ。一度病院で診てもらってはどうでしょうか？

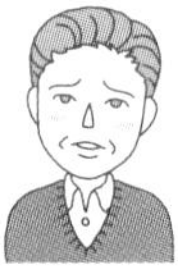

リ：先生、冗談はよしてくださいよ。リウマチなんて、わたしには縁遠い病気ですよ。これくらい、腕のいい整体師に施術してもらったらすぐに治りますよ！

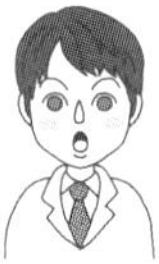

佐：そうですか…。でも、ちょっと待ってください。リュウさん、まさかその症状があるなかで、筋トレとかはしていないですよね？

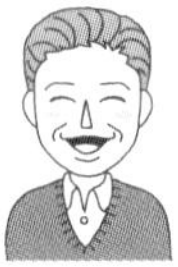

リ：お。先生、よくわかりましたね！　筋力不足だと思ったので、最近筋トレもはじめたところですよ。これで大会も万全な状態で迎えられますよ。ははは！

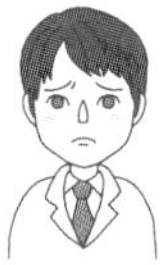

佐：はあ…。（ありゃりゃ、もしリウマチだとしたら、筋トレは逆効果だ。心配だな…。リュウさんは自覚していないようだけれど、手遅れになる前に、なんとしても正しい治療を受けてもらわないと…）

解説

Q　リウマチってどんな病気なの？

A　関節が炎症を起こし、軟骨や骨が徐々に破壊され、関節の機能を著しく低下させてしまう病気です

リウマチは、免疫が自分自身の組織を攻撃することによって起こります。そのため、関節で炎症が起こり、腫れや痛みとしてあらわれるのです。そのまま放置しておくと、関節が変形してしまうこともあります。

また、関節を動かさなくても痛みが生じるのが特徴です。長引くと、関節を取り囲んでいる滑膜が腫れ上がってしまい、症状がさらに悪化します。

Q　リウマチには、どんな症状があるの？

A　関節の炎症にともなう腫れや痛み、熱感、変形などです

リウマチの初期の頃は、患部にこわばりを覚える程度なので生活に支障はありませんが、病気が進行すると関節の軟骨や骨が破壊され、変形や脱臼が起こります。

そのまま放置しておくと、次第に家事や仕事などの日常生活を送ることが困難になり、介助が必要になるほど進行することも…。

さまざまな統計がありますが、リウマチの症状があらわれやすい部位は、手と足が全体の約9割を占めると言ってよいでしょう。

▼部位別の症状

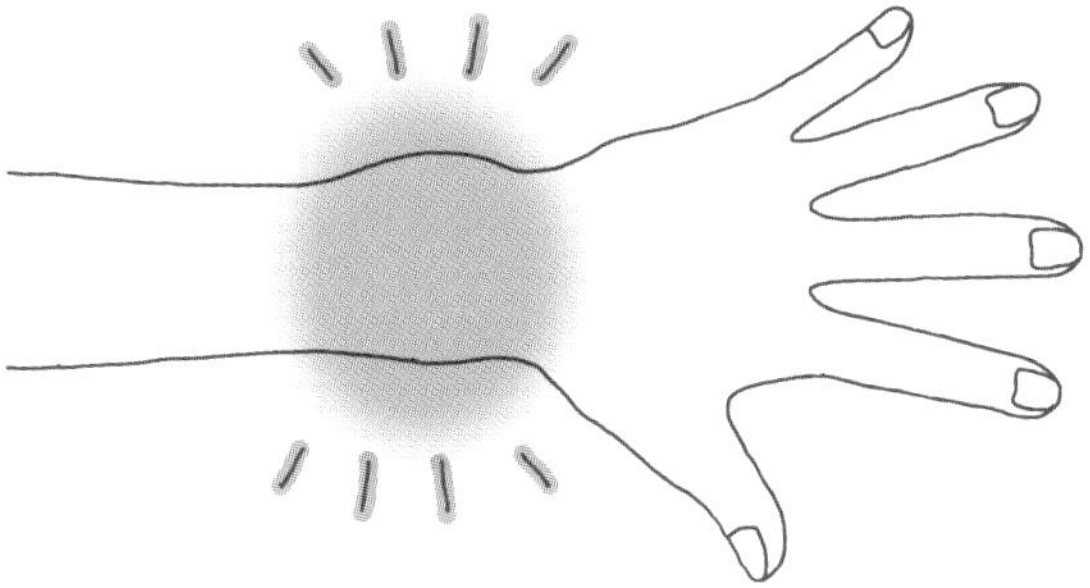

〈手首のリウマチ〉

普段うっすらと見えるしわが見えなくなるほど、手首が腫れてきます。

このとき痛みも伴います。

一見みずみずしく、張りがある感じに見えますが、押すとぶよぶよとへこむのが特徴です。

むくみとは異なり、押して離すとすぐに皮膚がもとの状態に戻ります。

赤ちゃんのほっぺたを触ったときの感覚に似ています。

〈指のリウマチ〉

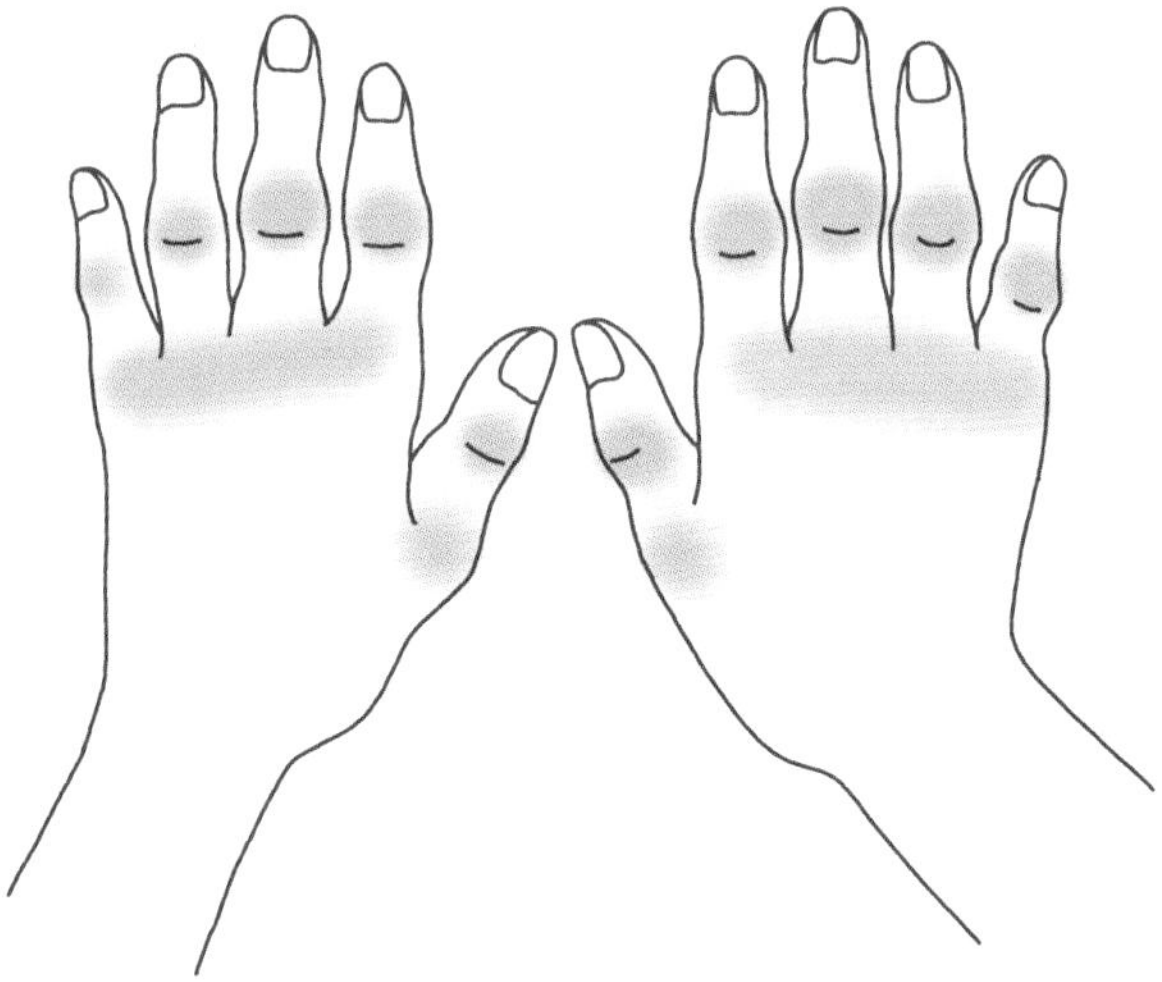

指にあらわれる症状も、手首と同様に腫れが目立ちます。

とくに多く見られるのが、人差し指と中指の第2、第3関節の腫れです（第1関節にはあまり起こりません）。

指の関節の横しわがなくなり、ほんのりと赤らみが出てピンク色になり、患部が熱っぽく感じます。指の腱や毛穴が見えなくなることもあります。

何もしなければあまり痛みがありませんが、押すと痛みを感じます。指の関節は、手首に比べると小さいため、症状を判断するのが難しいケースも多いのです。

〈足のリウマチ〉

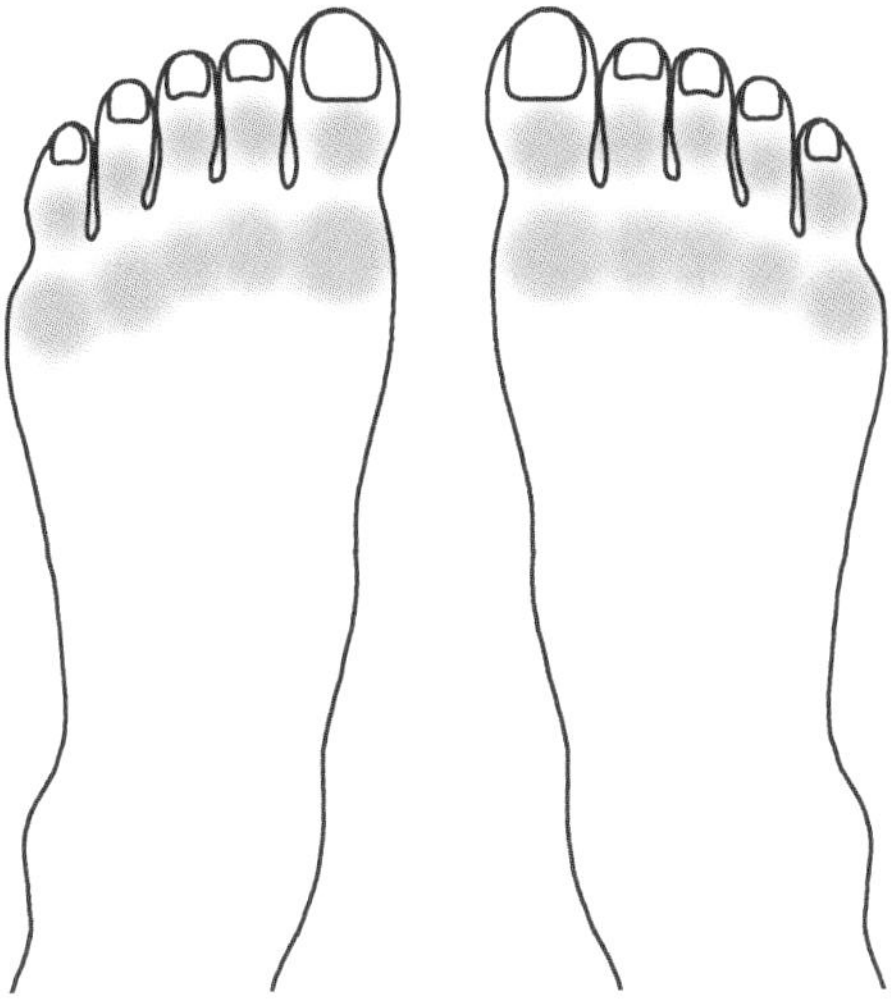

足の指の付け根や足指の関節が腫れ、痛みが出ます。足裏に痛みが生じたり、足首の腫れ・痛み、アキレス腱の腫れ・痛みを生じる場合もあります。

手首や指と同様、患部が腫れてブヨブヨとした感触になります。進行していくと、足指が変形し、曲がってしまうことも少なくありません。

外反母趾《がいはんぼし》では親指側が曲がることが多いのですが、リウマチは人差し指、中指、小指に変形の症状が出やすいのが特徴です。足指が変形してしまうと、指が折り重なってしまうので普通の靴では痛みを感じます。

そのため、悪化してくると、大きめの靴や、つま先のないサンダルを履かなければいけなくなることがあります。

症状によっては、歩き方にも影響が出ることも。関節がくっついてしまった場合は、薬や治療では元に戻せないので、手術で骨を切り離したり、人工関節にしたりします。

ポイント 足は手に比べて症状がわかりにくい

足の感覚は、手ほど敏感ではありません。

靴下などで見えにくいこともあり、ある程度症状が進行してから自覚することも珍しくないのです。

「ちょっと痛いな…」という感覚を見逃さず、早めに診察を受けることが大切です。

患者さんのなかには、靴を新調したり、マッサージに行くといった対処をしたものの効果がなく、その間に症状が進行してしまったという人も数多くいます。

このように痛みを我慢してやり過ごした結果、関節が変形してしまうことが多いのが足のリウマチです。

足の痛みだけでなく腫れ、膨らみがある場合には、リウマチ専門医のいる医療機関にご相談ください。

リウマチと
ヘバーデン結節・ブシャール結節

リウマチ以外にも指の関節が曲がってしまう病気があります。
代表的なものが、ヘバーデン結節とブシャール結節です。

ヘバーデン結節は、指の第１関節が変形して曲がってしまう疾患で、年齢を重ねるにつれ、罹患する人が多くなります。
第１関節がヘバーデン結節で、第２関節がリウマチというケースも珍しくありません。

ブシャール結節は、第２関節がこぶのように膨らみ、変形してしまう疾患です。ヘバーデン結節と同様、リウマチと併発している人もいます。

ヘバーデン結節もブシャール結節も、進行するにつれて骨が太くなり、患部を触ると硬く感じます。
一方、リウマチは関節包に水が溜まって腫れるので、触ると柔らかいのが特徴です。

▼手足以外の症状

手足以外では、肩・ひじ・ひざに症状が出ることがあります。まず、手足に症状があらわれ、肩などの別の部位にも同様の症状が多く見受けられます。患者様の約7〜8割がこれにあたります。

ひじ…ひじの外側が腫れる場合は、伸ばすときに痛みを感じます。一方、ひじの内側が腫れる場合は、物を持ち上げるときに痛むことが多いでしょう。

ひざ…ひざのお皿の部分に水が溜まって腫れていきます。水を抜くことで一時的に腫れはなくなりますが、リウマチの場合は、根本原因が異なるので、時間がたつとまた腫れてくるのが特徴です。

肩のリウマチ…腫れや赤みなど目に見える症状がなく、診断が難しいことが多いのです。ちなみに、腰痛でリウマチ専門医を受診する人がいますが、腰にリウマチの症状が出ることはありません。

▼関節が腫れる原因

関節には「関節包《かんせつほう》」と呼ばれる袋があります。関節包は関節を包んでおり、関節の動きをなめらかにして、栄養を行き渡らせる役割があります。

リウマチになると、免疫機能の異常によって、関節包の中にある滑膜《かつまく》が増殖し、過剰に化学物質を放出します。これが炎症と腫れの原因になるのです。

Q　リウマチの進行の仕方・進行度別の症状は？

A　初期段階は、腫れや痛みのみです。進行すると骨や軟骨を破壊し、指が曲がっていきます

初期は腫れや痛みのみですが、さらに悪化すると、軟骨が溶けてなくなり、さらに骨がくっついたまま固まり、指や手首、ひじといった関節が曲がらなくなってしまいます。

関節が曲がらない段階になると、ギブスで固定されたような感覚になり、逆に痛みがなくなってきます。

症状は、はじめは1カ所にあらわれることが大半です。そのまま放置していると、ほかの関節にも症状があらわれ、最後は両手首…というように、複数の関節に症状が生じるのが一般的です。

Q　リウマチになったら、やってはいけないことは？

A　関節が痛く腫れているときは、筋トレ、マッサージは、やってはいけません

関節が痛く腫れているときは、筋トレ、マッサージなどは避けましょう。患部の腫れは、ぶつけて腫れているのと同じ状態ですので、無理に動かしてしまうともっと腫れてしまうことも…。

あまりにも腫れがひどい場合は冷やすことをおすすめしますが、それほどでもない場合には、お風呂にゆっくり入ったりして温めることも効果的です。

関節リウマチの機能障害の分類

ステージⅠ	健康な人とほぼ変わりなく、不自由なしに日常生活や仕事をすることができる
ステージⅡ	１カ所以上の関節に痛みや苦痛がある状態。動作に制限はあるものの、日常生活や仕事などは自分で行うことができる
ステージⅢ	自分の身のまわりのことなどはなんとか行えるが、外出時などは介護が必要な状態。例えば、ひじの関節が動かなくなってしまった場合、自分で歯磨きができなくなるなど
ステージⅣ	寝たきり、あるいは車いすの生活が必要な状態。身のまわりのことを自分で行うことがほとんどできない

※参考：厚生労働省ＨＰ「関節リウマチの機能障害度分類基準」

Q　どの病院に行けばいいの？
A　リウマチ専門の病院をおすすめします

手首や指、足指など数カ所に腫れがあるようであれば、リウマチの可能性が非常に高いでしょう。その場合には、「リウマチ専門医」の病院に行き、受診されることをおすすめします。

整骨院や薬局に行って対処する人が多いのですが、根本的な治療にはならないため、あまりおすすめできません。

リウマチ専門医のいる医療機関で、さらにレントゲンだけでなく、関節エコー検査までできる医療機関が望ましいです。

ポイント　早期発見・治療が何よりも大切

重度のリウマチになり、骨がくっついてしまうと、手術をして骨を切り離さなければなりません。ですから、なるべく早い段階で治療することが大切です。

これまでは手術が主流でしたが、医学の進歩によって、その前の段階で進行を食い止められるようになってきたのです。

リウマチは、早期に治療すれば、まったくの元通りになります！

骨はくっつかず、腫れや痛みもなくなり、見た目も正常と同じようになります。

患者さんのなかには、「リウマチだと信じてもらえない」という人もいるほどです。

リウマチ治療はここまで進歩しているのです。

「おかしいな」と思ったら、ぜひ最先端の技術を持つリウマチ専門医のもとで診察を受けましょう。

関節に症状が出る病気はリウマチ以外にもある！

関節に痛みや異常が現れる病気は、リウマチ以外にもさまざまあります。ここでは代表的なものを紹介します。

①外反母趾《がいはんぼし》

足の親指がくの字に曲がり、痛みがともないます。ハイヒールなどのつま先の細い靴を長期間履くことなどで起こります。

②腱鞘炎《けんしょうえん》

筋肉と骨をつなぐ腱鞘に炎症が起こっている状態です。長時間のパソコン作業や家事など、同じ動作を繰り返すことが原因です。

③変形性関節炎《へんけいせいかんせつえん》

関節の軟骨がすり減り、骨同士がぶつかることで炎症が起きる病気です。加齢やスポーツや肉体労働による負担などが原因で起こります。

リウマチストーリー②

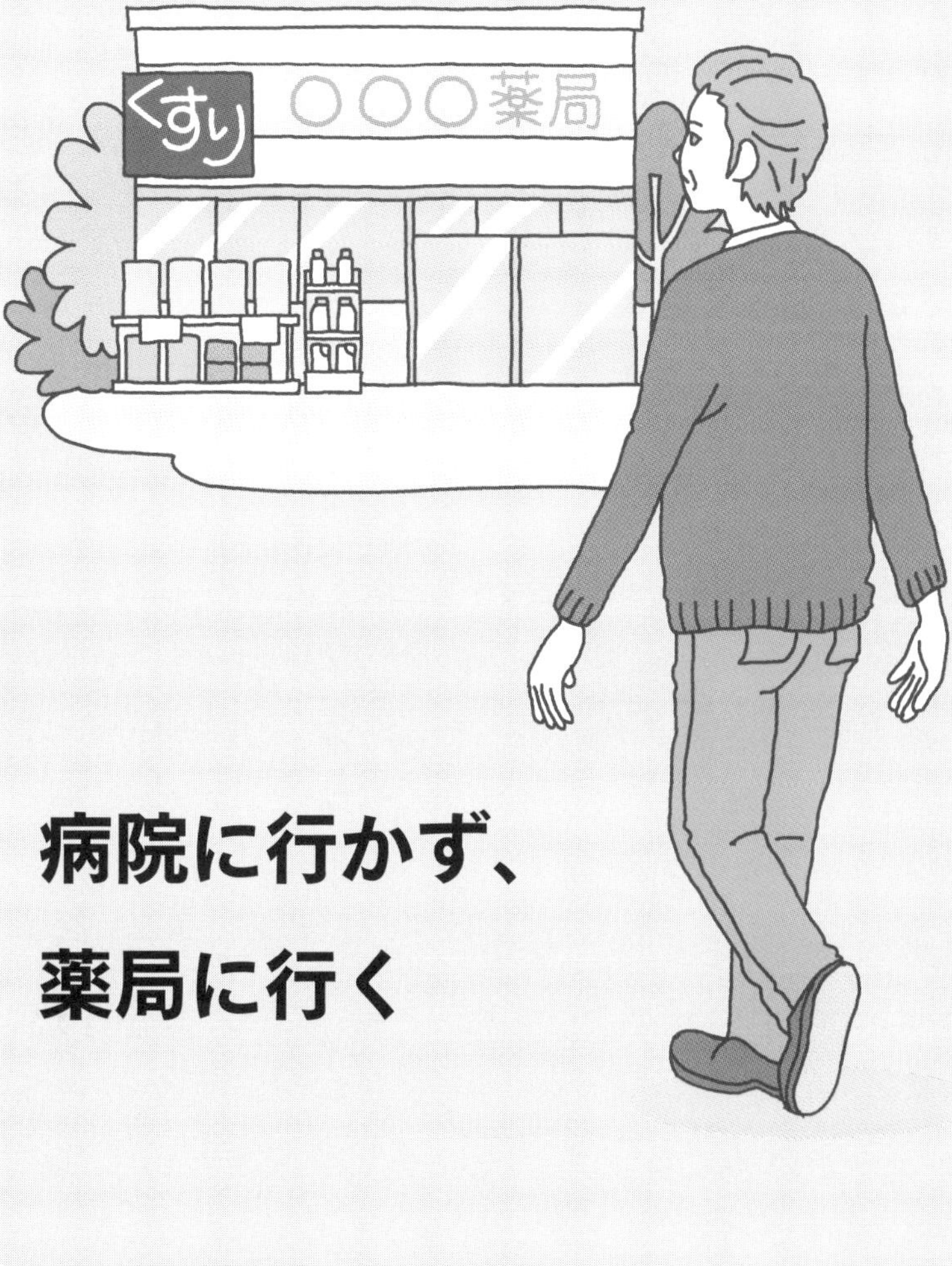

病院に行かず、

薬局に行く

リウマチは、痛み・腫れ以外に目立った症状がなく進行する病気。
すぐに病院に行く人は多くなく、リュウさんも例外ではありません。
とりあえず痛みをやわらげるために、
薬局に行って漢方薬を処方してもらったリュウさん。
果たして効き目はあるのでしょうか？

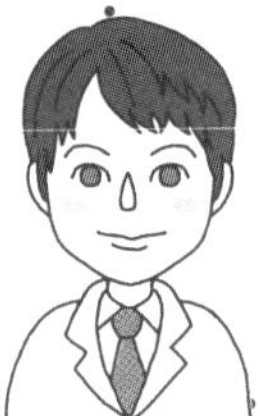

薬局に行っても、痛みの原因まではわかりません

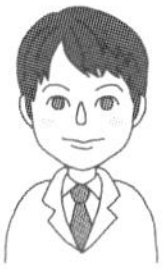

佐藤先生（以下、佐）：リュウさん、その後、手首の調子はいかがでしたか？　病院には行かれましたか？

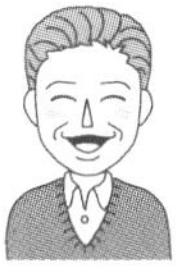

リュウさん（以下、リ）：どうも、先生！　はい、とりあえず薬局に行ってきました。薬局の先生に相談したら、「これはリウマチかもしれないですね。薬を飲むだけじゃなくて、リウマチ専門の病院を受診した方がいいですよ」と言われましたが、とりあえず関節痛の漢方薬を処方してくれたので、それを飲んでいるところです。

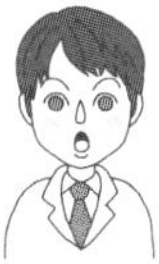

佐：そうでしたか。それで痛みや腫れはやわらぎましたか？

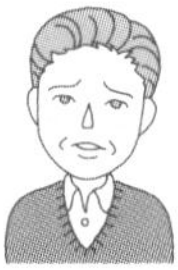

リ：いやいや、それが1、2カ月くらい腫れたままなんですよ。うーん、痛みもまだありますね。漢方薬は効き目がゆっくりと言いますからね。焦らずゆっくり！

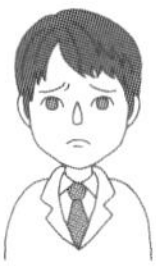

佐：…ちょっとのんびりしすぎではありませんか？　こちらが心配になってしまいますよ。

リ：大丈夫ですよ！　それにしても薬局の先生は、知識が豊富で頼りになりますね。関節痛に効くサプリメントもあるそうで、迷っちゃいましたよ！　ははは！

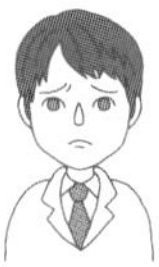

佐：グルコサミンやセサミン、コンドロイチンあたりかな…（ブツブツ）。

リ：さすが、先生は詳しいですね！　薬局でも同じものをおすすめされましたよ。やっぱり買っちゃおうかな～。

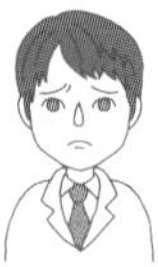

佐：…リュウさん、薬局の方はもちろん知識が豊富でいろいろな薬を紹介してくれますが、「診断」はできないのですよ。「関節痛ならこの漢方、あのサプリ」と

あくまでも症状を緩和するものをすすめてくれるのです。

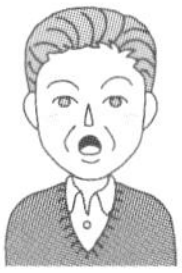

リ：おや、そうだったんですか。全然知りませんでした。

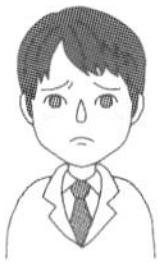

佐：万が一、リウマチなどの病気だったらその間もどんどん症状は進行して、最後は骨が溶けてしまうこともあるんです。

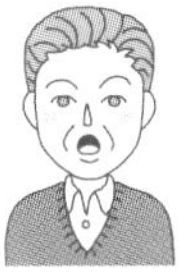

リ：ええ、そんな…。「身体にいいですよ」と言われると、全部効くような気がしてたんですが。

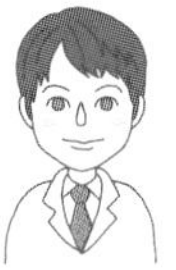

佐：リュウさん、普通の打撲なら腫れはそんなに長引かないはずですよ。痛みの原因を調べないと、必要な治療法や薬もわかりません。まず病院に行かれてみてはいかがですか？

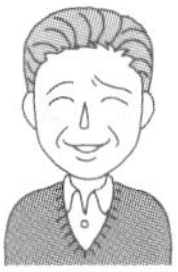

リ：これくらいの症状で病院に行くのもどうかなと思っていまして…。薬局なら気軽に行けるし、効きそうな薬も紹介してもらえますしね。

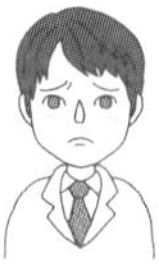

佐：薬も、効くものと効かないものがあります。虫歯と同じで、正しい治療をせず放置しておくと、症状が進行して手遅れになることもあるんですよ。

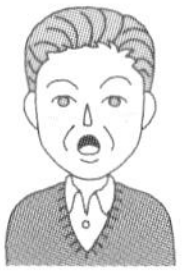

リ：ふーむ…そうでしたか。漢方薬なら身体にも良さそうだし、何を飲んでもどこかに効きそうだなと思っていました。それじゃあ病院を調べてみることにします。

解説

リュウさんのように、薬局の薬剤師さんを病院の先生のように思っている人は少なくありません。

大きな違いは、**病気の診断をしたうえでの根本的な治療**ができるかどうか。

また、リュウさんが「薬」と言って飲んでいた漢方薬やサプリは、リウマチの症状を緩和することが期待できるかもしれませんが、リウマチ専門の薬のようにしっかりとリウマチの進行を抑えることは証明されておらず、期待は難しいかもしれません。

あるリウマチ患者さんは、「薬が怖いから」という理由で漢方薬を10年間飲み続けた後に来院しました。治療で痛みは治まったものの、指はすでに変形しており、残念ながら元通りにはなりませんでした。

リウマチは放っておくとどんどん進行してしまいます。早期の診断と治療が不可欠です。

Q　薬局やドラッグストアなどで購入できる漢方薬やサプリメントなどでは、リウマチは治らないんですか？

A　症状は緩和されるかもしれませんが、残念ながら治りません

病院では、医師がまず症状に対する原因を診断し、その原因を治すための薬をピンポイントで処方します。

一方で、漢方薬やサプリメントなどはあくまでも「症状を緩和するもの」です。ですから痛みなどをやわらげたりする効果はあるかもしれませんが、それだけでリウマチの治療をすることはおすすめできません。

リウマチの関節痛は免疫の異常が原因で起こります。症状を根本的に解決するためには、医師の処方に基づいた成分薬での投薬治療が不可欠です。

とくにリウマチは、手首や指などの関節の痛みなど、関節痛や打撲などと間違われやすい病気です。リウマチの進行を止めることまでは期待できない漢方薬やサプリメントを服用している間に、症状が進行してしまうことがあります。

また、漢方薬は身体に優しいというイメージを持っている人が多いのですが、かならずしもそうではありません。

漢方薬はさまざまな生薬を配合してつくっているので、正しく服用しないと内臓を痛めてしまうことも…。

漢方薬は、軽い風邪をひいたときや、症状をやわらげたいときであれば効果的でしょう。

一方で、成分薬は治療するために必要な成分だけを抽出しているので効き目が絞られています。

Q リウマチの薬は免疫力が落ちると聞いたのですが…

A 免疫力が少し落ちる可能性はありますが、感染症のリスクを考慮してもなお、治療するメリットの方が大きい場合があります

「リウマチの薬は免疫力が落ちる」という情報をインターネット上などで目にしたことはありませんか？ この一文だけを見て、「怖い！ 漢方薬やサプリメントのほうが安全なのではないか」と間違った判断をしてしまう人も少なくありません。

たしかに、リウマチの治療薬によっては免疫が落ちるのではないかと言われています（研究によって落ちるものから変わらないものまでありまちまちです）。ただし、インフルエンザや風邪などの外から入ってくるウイルスに関しては、薬を服用していても、していなくても影響は変わらないと言われています。すべての免疫力が低下し、さまざまなウイルスに感染してしまうということではなさそうです。

一方、結核や帯状疱疹のような、もともと身体に潜んでいるウイルスの活動を刺激してしまうという可能性は、ゼロではありません。

こうした感染症などのリスクがあるとわかっていることから、リウマチ治療の前には、かならず感染症の血液検査を行います。結核やB型肝炎のウイルスが体内にないかどうかを調べ、もしウイルスを発見した場合は、除菌をしたうえでリウマチ治療を行います。

ひと昔前は、結核が流行っていたので、高齢者は12人に1人くらいの割合で結核菌を保有している可能性があります。また、今はB型肝炎ウイルスというものが発見され、赤ちゃんの頃にB型肝炎ウイルスの予防接種も済んでいますが、昔はB型肝炎ウイルス自体が発見されていなかったために、高齢者には潜伏者が多くいます。

感染症の事前検査を受けることで、体内に潜伏しているウイルスを刺激してしまうリスクをつぶすことができます。また治療中も定期的な診察検査で、感染症の予防や早期発見にとても力を入れています。

このように一定程度以下に低く抑えられている感染症リスクを不安に感じすぎてリウマチの治療をしないと、手足の痛みや変形などで動けなくなってしまうことの方が逆に良くないといえる場合には、治療を受けた方が望ましいと言えるでしょう。

ポイント 「痛み止め」は治療薬？

リウマチによる痛みを軽減するために、「痛み止め」を使うことがあります。

一時的に痛みがやわらぐため、治ったような気持ちになるかもしれませんが、痛み止めはあくまでも症状を散らすためのもので、根本的な解決にはなりません。リウマチを根本から治すには、リウマチの原因である「暴れている免疫」をおとなしくするための薬が必要です。

痛み止めも、こうした本来のリウマチ治療薬が効いてくるまでのつなぎとして服用するのは問題ありませんが、「痛み止めだけを飲む」といった応急処置のような服用の仕方はおすすめできません。

その間も、症状は進んでいることに変わりはありません。早めに治療を受けることが大切です。

リウマチの痛み止めのひとつに**ステロイド**があります。

ステロイドは、ひと昔前はよく使われていましたが、現在は一般的ではありません。

ステロイドは、他のリウマチの薬にはない即効性がある薬です。しかし、ステロイドだけで何年もずっとリウマチの治療をするのは、糖尿病や骨粗鬆症《こつそしょうしょう》になる可能性があります。昔と違い、今はステロイド以外のリウマチの良い薬がたくさんあるので、これらのリウマチの薬をうまく使いながら、ステロイドを減らしたり止めていくことが理想です。

ただし、例外的にステロイドが活躍するときとして、

- リウマチ治療の最初で、他のリウマチの薬が効いてくるまでの間
- 肺が悪い、肝臓が悪いなどで他のリウマチの薬があまり使えない方
- リウマチ以外の膠原病の治療
- 間質性肺炎や胸膜炎などリウマチでも関節以外の症状の治療
- 治療中に関節が腫れた時に、応急処置的に数日間だけ使う

などがあります。

現在ステロイドを使われている方は、このような事情があって使われている場合がありますのでご注意ください。

Q　いい病院の見分け方を教えてください

A　「リウマチ専門医」「関節エコー検査ができる」「ホームページ」「聞いてみる」がポイントです

リウマチの診療に力を入れている、リウマチ診療が大好き！という先生に受診できると良いと思います。

それを見つけるのはなかなか大変ですが、医療機関のホームページはその手助けになるかと思います。ホームページでのリウマチ患者さんへのメッセージ、検査や治療の説明、リウマチ診療に対する医師の想い、そんなリウマチ診療への熱く優しい想いが溢れているホームページの医療機関が、おすすめと思います。

また、実際に電話でリウマチ診療について聞いてみるのも全然ありだと思います。「リウマチ診療を現在やっているのか」「関節エコー検査ができるのか」「生物学的製剤というリウマチの特殊な治療などもできるのか」これらが質問のポイントでしょうか。電話越しに伝わってくるリウマチ診療への想いや人柄も、大事かなと思います。

さらに、リウマチの診断には、「エコー検査」が欠かせません。

触診やレントゲンでは、どうしても発見できないリウマチがあるためです。

リウマチ専門であることを掲げている病院であっても、エコー検査をしていないところも多く、これには事前の確認が必要です。

ポイント 軽い打撲や打ち身の腫れや痛みは1〜2週間程度で治まる

リウマチにかかる人のなかで多いのは、病院に行かず、長い間放置してしまうこと。

初期症状は、手首や関節の痛みといった、日常生活や加齢などでも起こりやすいものであるため、ついやり過ごしてしまう人が多いのです。

軽い打撲や打ち身などは、通常1〜2週間程度で腫れや痛みが引いていきます。

でも、もし1カ月以上続くのであれば、リウマチなどのほかの病気や疾患の可能性も…。

その場合には、病院での診察をおすすめします。

Q　リウマチを放っておくとどうなるの？

A　症状が進行し、最悪の場合、骨が溶けて患部が曲がったままになってしまいます

リウマチストーリー①でも触れましたが、リウマチは、初期症状が手首や指などの軽い腫れや痛みのため、「これくらいで病院に行ってもいいのかな」と遠慮する人も多いのです。ところが、そういった漠然とした痛みや腫れこそ、しっかりと原因を診断して正しい治療をすることが大切です。

虫歯と同じで、放っておくと取り返しのつかないところまでいってしまいます。

リウマチの進行具合にもよりますが、半年程度放置して病院で治療を受けたところ、痛みは緩和したものの、指は曲がったままになってしまった患者さんがいます。

リウマチの治療は早ければ早いほどいいのです。

遠慮は無用です。**すぐに病院に行きましょう**。

ポイント　リウマチは付き合っていける病気

リウマチと聞くと「治らない病気なのでは？」というイメージを抱く人もいますが、近年では、早期発見・早期治療により症状をコントロールできる病気になりました。ただし、症状が進んで関節が破壊されてしまうと、取り戻すことはできません。

リウマチの初期症状である関節の腫れや痛みなどのちょっとした身体の変化を見逃さないことが大切です。

早期発見と良い薬で早期治療することで、仕事や家事など今まで通りの生活ができます。リウマチの薬の中には、妊娠・授乳中も使えるものがありますので、リウマチの治療をしながら妊娠出産もできます。

不安もあると思いますが、ぜひ主治医の先生やご家族と一緒に、前向きにリウマチと付き合っていき、人生を楽しんでいただきたいと思います。

リウマチストーリー③

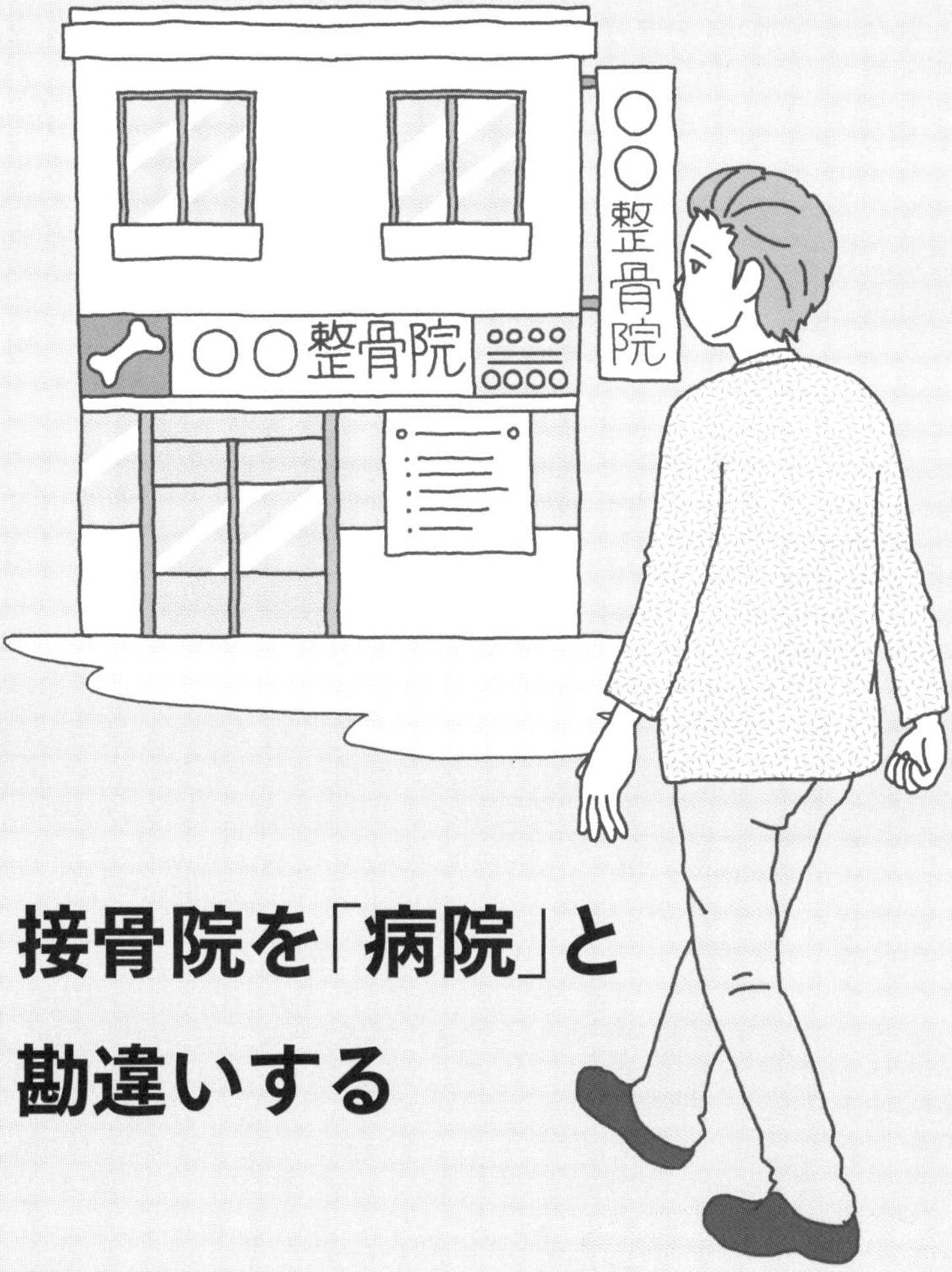

接骨院を「病院」と勘違いする

手足の痛みを漢方薬で治そうとしていたリュウさん。
今度は整骨院でマッサージを受けたり、
サプリメントで完治をめざしますが…。
そろそろ、リュウさんにリウマチの疑いがあることを
伝えなければならないようです。

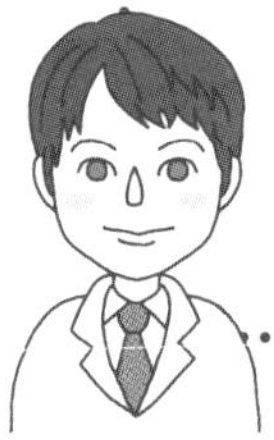

マッサージやサプリメントは リウマチの完治にはつながりません

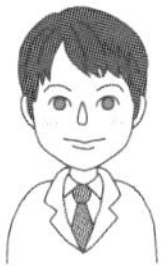

佐藤先生（以下、佐）：おはようございます！　お元気ですか？

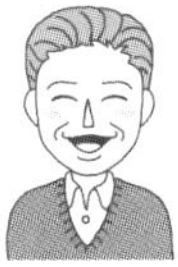

リュウさん（以下、リ）：おお、先生。おはようございます！　おかげさまで。実はですね、〝病院〟に行ってきたんですよ。先日、先生から漢方薬と薬の違いも教えていただいたことですし、さすがに放っておくのはよくないなと思いましてね！。

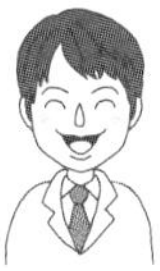

佐：おー、それはよかった！　どんな診断をされましたか？　お薬も処方されたのでしょうか。痛みや腫れが1カ月以上長引いているとなると、リウマチの可能性がとても高いと思っていたんです。

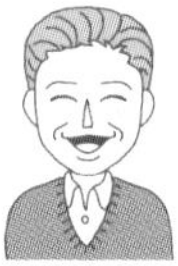

リ：いやいや、マッサージをしてもらったり、骨を整えてもらったりね。整体の先生は「リウマチ専門の病院に行った方がいいですよ」とも言ってましたが。

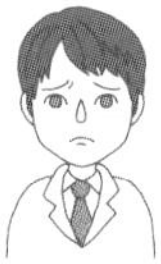

佐：はぁ…そうだったんですね。

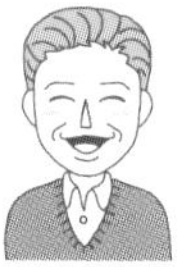

リ：サプリメントも良いと聞いたので、たくさん飲んでいるんですよ。プロポリスや高級グルコサミンとかね、いろいろもらってきましたよ！

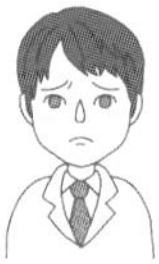

佐：ええ…（関節に効くと言われているサプリメントだ…）

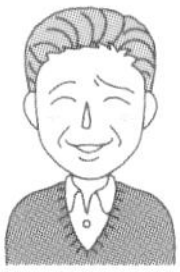

リ：なんだか効いている気分ですよ。マッサージも私から頼んで強めにやってもらいました。先生は「痛くない程度に軽くしましょう」って言いましたが、早く治すためには痛いくらいに強くやってもらわないとね！

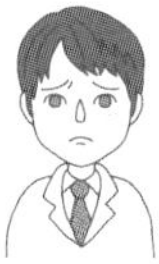

佐：はぁ…（痛いマッサージか…大丈夫かな？）。

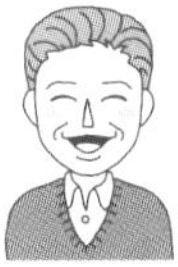

リ：今度こそ、効きそうですよね（笑顔）。…おや？　先生、どうかしましたか？

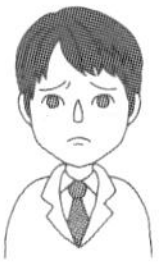

佐：…リュウさん、がっかりしないで聞いてほしいのですが。リュウさんが行かれたのは、「病院」ではなくて、「整骨院」ですよね。「病院」へ行かないと、治るものも治らなくなってしまいますよ。次回はかならずリウマチの病院に行ってくださいね！

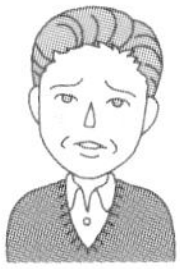

リ：…はい、わかりました…。整骨院は、やっぱり病院じゃないのか…。あっ、いてててて。

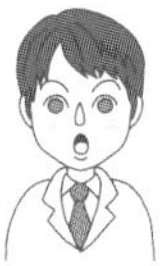

佐：大丈夫ですか？　どこか痛みますか？

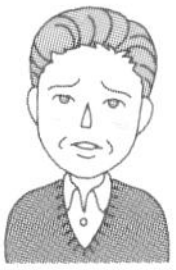

リ：…ええ、じつはマッサージをしてもらったところが痛くて。心なしか、少し腫れているような…。整骨院の先生は汗だくになるほど一生懸命やってくださるし、痛いから効いているのかなと思って我慢していたんですが。

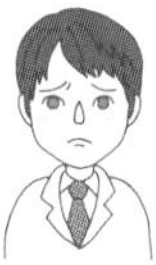

佐：そうですか、万が一リウマチだった場合、痛みがあって腫れている部分は、ケガをしているのと同じなんですよ。そこをグリグリとマッサージすると余計に腫れてしまいます。

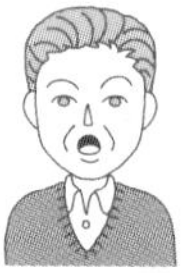

リ：ありゃりゃ…。そうなんですか。

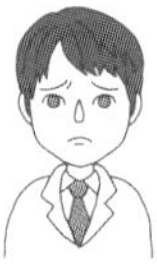

佐：普通にしていても気になるくらいの痛みなら、マッサージはやめて、しばらく安静にしておいたほうがいいですよ。

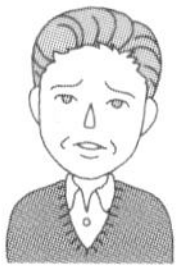

リ：そうですか…。いい先生だったから申し訳ないな。

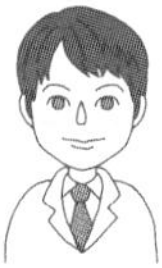

佐：でも、マッサージの先生も、リュウさんが元気になることを一番望んでいると思いますよ。

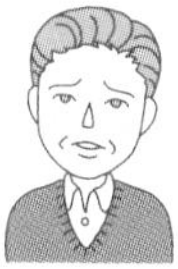

リ：ふむ、たしかにそうですね。さっそく家に帰って、本物の病院を探します。
（ネットは苦手だから、子どもに手伝ってもらわないと…）

解説

リュウさんのように、「マッサージの落とし穴」にはまってしまう患者さんは珍しくありません。

なかには、マッサージに5、6年も継続して通っていて、まわりのご友人などから「調子が悪いようだけど大丈夫？」などと言われてやっと自覚するといった人もいます。

マッサージも、漢方薬やサプリメントと同様で、症状を緩和してくれるかもしれませんが、リウマチの根本的な治療までは難しく、かえって逆効果になることもあります。

ポイント　**「整骨院＝病院」ではない。リウマチは医師の診断が不可欠**

リウマチの初期症状は、関節のちょっとした痛みや腫れ。そのため、症状緩和のために、整骨院・整体院に行ったり、マッサージを受けに行く人もいます。

また、痛みをともなう施術を効果的だと勘違いしたり、サプリメントなどのビタミン剤を飲むことで治ると思い込んでしまう人も少なくありません。

こうしたサロンを病院と勘違いしてしまう人も中にはいるのです。

接骨院やマッサージは血流促進やリラックス、関節や筋肉を柔らかくする効果が期待できます。

しかし、医療機関でリウマチの治療をしないで、接骨院やマッサージだけに頼るのはリウマチが進行してしまう可能性が高く、おすすめできません。

医師の診断による正しい治療が必要なリウマチを治すには、やはり専門の病院に通うことが不可欠です。

医療機関でしっかりリウマチの治療をしつつ、プラスαで通うのが接骨院やマッサージ。(ただし痛みが悪化するような接骨院やマッサージはおすすめできません。受ける前には主治医の先生にOKをもらってからの方が安全です。)

Q　マッサージ後は、痛みがやわらいだ感じがするのはなぜですか？
A　施術を受けているときに快感物質が出ているからです

とくに、「痛気持ちいい」と言われるような、やや痛みを感じるくらいの強い刺激のあるマッサージを受けると、その痛みをやわらげるために脳内から「エンドルフィン」と呼ばれる快感ホルモンが分泌されます。

そのため、施術中や施術後、しばらくは気持ちのよい感覚が続き、痛みもやわらいだように感じます。

また、リウマチ患者さんがマッサージやリラクゼーションサロンに行ってしまうのは、店舗数の多さが原因かもしれません。あちこちにある分、気軽に行ってしまう人が多いのでしょう。

ただ、**リウマチの場合は、マッサージや整体の「痛み」や「気持ちよさ」は、リウマチを治してくれるどころか悪化させてしまうことがある**ということを忘れないでください。

また、マッサージサロンでは、マッサージを提供するほか、関節に効くサプリメントなどを一緒に販売していることがあります。「飲むといいですよ」とおすすめされて買ったものの、効き目がなかったり、水素水を発生させる大型の浴槽を「治療のため」と高額で買ってしまう人も…。あくまで個人的な意見ですが、できればこれらよりも「リウマチの薬」による治療を優先していただけると嬉しいです。

マッサージや整骨院は、あくまでも身体をほぐして整える場所。

リウマチのような病気を治すための医療行為をする場ではないのです。

混同しないようにしたいですね。

リウマチストーリー④

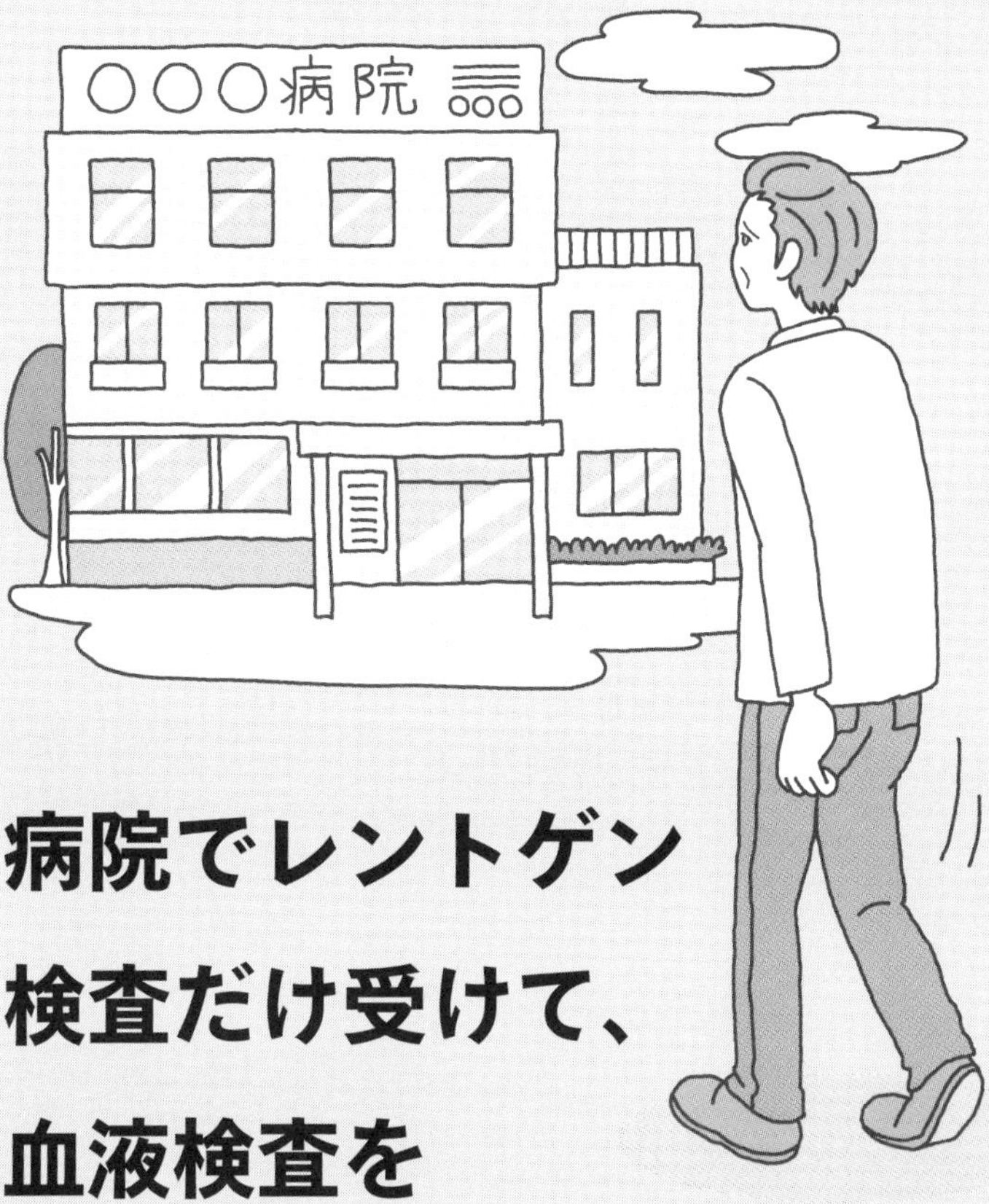

病院でレントゲン検査だけ受けて、血液検査を断ってしまう

整骨院を病院と間違えて、
症状を悪化させてしまったリュウさん。
「今回こそは！」と意気込んで向かった先は、
整形外科のあるリウマチ科。
「やっと正しい診断が受けられる！」と思いましたが、
実はここにも、落とし穴がありました。

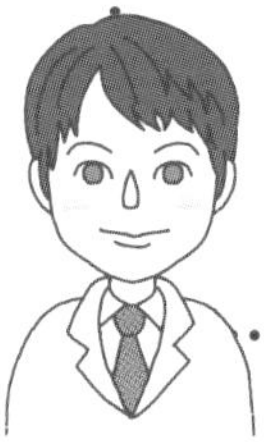

「骨に異常はない」は「大丈夫」ということではありません

ある日の休日、自宅に遊びにきた孫と遊ぶリュウさん。

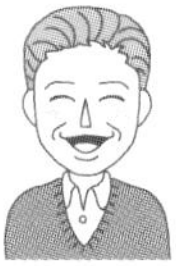

リュウさん（以下、リ）：お〜！　つかまえるぞ〜（笑）。それにしても走るのが速い！　さすが、孫はわたしの血筋を引いてるなあ…（しみじみ）。

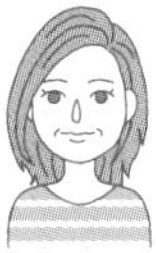

リュウさんの娘さん（以下、娘）：お父さん、この間言っていたリウマチの病院探してみたの。ネットでいくつか調べたから、ここにメモを置いておくね。

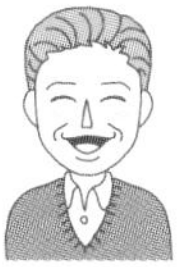

リ：（えっ！　早いなあ…）おぉ、ありがとう。明日にでもさっそく予約してみよう。

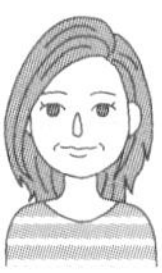

娘：お父さん、なんだか前より身体を動かすのがつらそうよ。関節が痛むんでしょう？　心配だから早めに行ってよね！

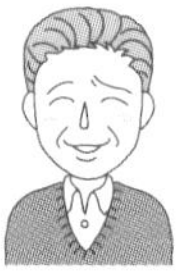

リ：おお、わかった、わかった（病院は嫌だなぁ…）。「○○整形外科のリウマチ科」か、ここがいいかもしれないな。専門的な感じだし。

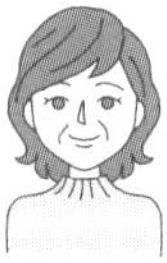

おばあちゃん（以下、ば）：お父さん、じゃあさっそく電話しておきますよ。大丈夫、病院は怖くないから。

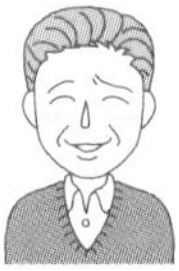

リ：うわっ！　後ろから急に驚かせるなよ。はい、ありがとう。お願いします。

診察当日。

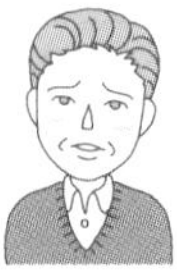

リ：久々の病院はやっぱり緊張するなあ…。でも、仕方ない。まだまだ孫と元気に遊びたいし。

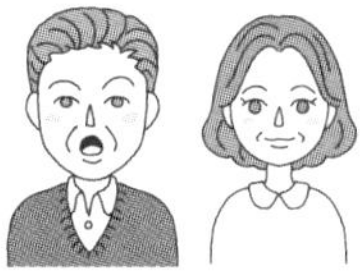

看護師：リュウさん、診察室へお入りください。

リ：は、はい～！

診察室で…

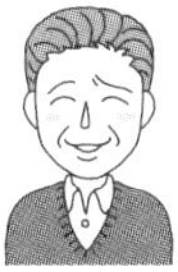

リ：あ、どうも。よろしくお願いします。（「リウマチ専門医」「名誉会員」って机に書いてあるぞ！　いい先生に当たったな）

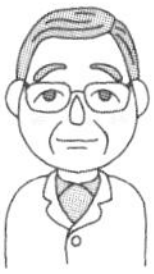

ドクター（以下、ド）：さて、今日はどうされましたか？

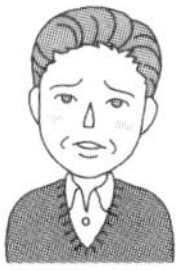

リ：1カ月くらい前から手首の関節が痛むんです。とくに右手首。知り合いからは「リウマチじゃないか？」と言われまして。こちらの整形外科はリウマチ科があると聞いて、どうにかしたいと思って来ました。

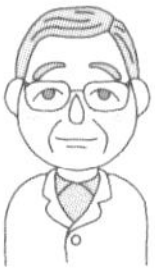

ド：なるほど。1カ月となると、打ち身や打撲以外の原因がありそうですね。手首をよく使ったりされますか？

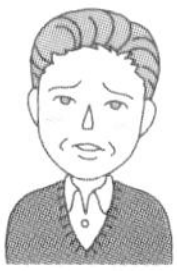

リ：ええ、趣味のグラウンド・ゴルフをやったり、庭いじりをしたりするので、雑草をむしったり…。いろいろやっていますね。

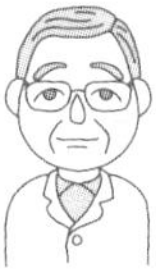

ド：なるほど。まずは、レントゲンを撮って骨の状態を確認しましょう。

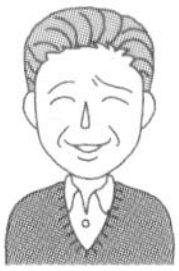

リ：はい、ありがとうございます（さすが病院、サプリではなくてレントゲンだ！）

レントゲンが終わって…

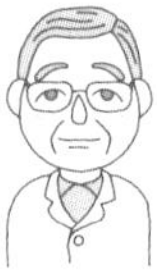

ド：リュウさん、お疲れさまでした。

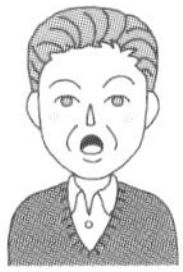

リ：はい！（ドキドキ…）

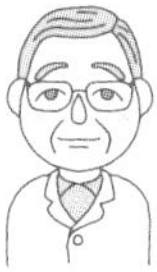

ド：レントゲンの結果、骨には異常ありませんでした。湿布と痛み止めを出しておきます。手首を使う動きはなるべく避けてください。レントゲンでは正常ですが、1カ月以上腫れているのはリウマチの可能性がありますので、血液検査をおすすめします。リウマチの専門病院も紹介しますよ。

リ：骨には異常ないんですね！　それは安心しました。私、採血は苦手なんで、もう少し様子を見てからにしたいと思います。先生、ありがとうございました！

病院の外で…

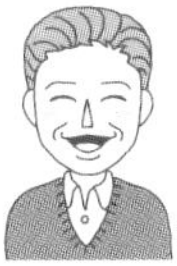

リ：まずは佐藤先生に報告しなくちゃ！　……あ、もしもし？

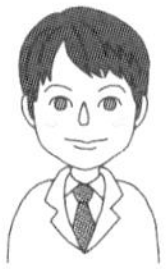

佐：もしもし、リュウさんこんにちは。どうされましたか？

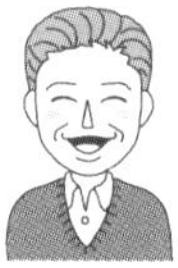

リ：整形外科内のリウマチ科に行ってレントゲンを撮ってもらったら、「骨には異常なし」ということでね。しばらく様子を見ることになりました。

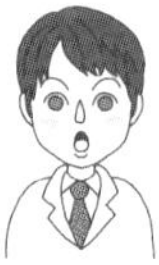

佐：そうでしたか。ちなみに、レントゲンのほかに検査はしましたか？

リ：いえ、他には特に。…そういえば、「血液検査」をすすめられましたが…。

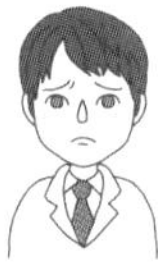

佐：…リュウさん、リウマチの場合、**血液検査**と**関節エコー検査**までしないと初期のリウマチはなかなか発見しにくいんです。「骨には異常なし」というだけでは、まだ安心できませんよ。先生にすすめられた血液検査を受けましょう。

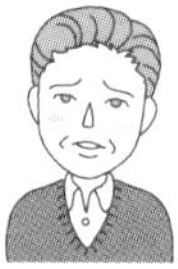

リ：は、はあ…（やれやれ、採血は嫌なんだけどな～）。

解説

リュウさんのように、レントゲンの診断で「骨に異常はありません」「レントゲンは大丈夫」と言われたとき、「これでリウマチの可能性はなくなった」と勘違いして安心してしまう患者さんは多いです。

その結果、整形外科の先生が血液検査やリウマチ専門病院への紹介の可能性があることを話しているのに、再受診しなくなってしまいます。「レントゲンで骨に異常がないならリウマチじゃないだろう」と安心して放置してしまうのです。

もしもリウマチだった場合には、そうしているうちに症状がどんどん進行していきます。

ポイント　初期のリウマチはレントゲンでは発見できない

リュウさんの例では、骨のレントゲンを撮って「骨には異常なし」という診断が出ています。

ところが、骨のレントゲンを使ってリウマチがわかるのは、「症状がかなり進行してから」のことなのです。10段階でいえば、5～6の段階で骨に異常が出てくるイメージでしょうか。

そのため、**初期のリウマチに関しては、骨のレントゲンを撮っても症状がわからない**のです。

しかし、「レントゲンでは異常なし」ということで安心してしまい、とりあえず出された湿布や痛み止めで様子を見てしまう。場合によっては血液検査をすすめられても断ってしまう…その間にリウマチが進行してしまう可能性があるというわけです。

このように、レントゲンだけでは初期のリウマチはわからないので、ドクターに血液検査もすすめられたら、しっかり受けるようにしてください。

Q　レントゲンでは早期のリウマチは発見できないの?
A　レントゲンでリウマチを発見できるのは、「骨が変形した段階」以降です

レントゲンでわかるのは、骨の状態です。

ですから、骨が変形した段階のリウマチであれば発見することができます。

でも、これは進行度合いでいえば、かなり進んでいる状況です（次ページ図参照）。関節が腫れて、そのあと骨に虫歯のような小さな穴が開いたり、変形した段階のリウマチであれば見えるといったところです。

リュウさんのケースのように、骨に穴が開いたり曲がる前の初期症状では、レントゲンで発見することはできません。

この段階では骨には異常はなく、その手前の、関節の袋のなかにリウマチの炎症が出ているだけなので、レントゲンを撮っても「骨に異常はありません。骨は大丈夫ですよ」ということになってしまいます。

レントゲンで診断できるリウマチは「ステージⅢ以降」の深刻なもののみ！

関節リウマチの関節破壊の評価

Steinbrockerの病気分類

レントゲンにはうつらない！

ステージⅠ （初期）	・X線上に骨破壊像はない ・X線学的骨粗しょう症はあってもよい
ステージⅡ （中等期）	・X線学的に軽度の軟骨下骨の破壊を伴う、あるいは伴わない骨粗しょう症がある（軽度の軟骨破壊はあってもよい） ・関節運動は制限されていてもよいが，関節変形はない ・関節周辺の筋萎縮がある ・結節及び腱鞘炎のような関節外軟部組織の病変はあってもよい
ステージⅢ （高度進行期）	・骨萎縮に加えX線学的に軟骨及び骨の破壊がある ・亜脱臼，尺足変形、あるいは過伸展のような関節変形がある ・線維性あるいは骨性強直を伴わない ・結節及び腱鞘炎のような関節外軟組織の病変はあってもよい
ステージⅣ （末期）	・線維性あるいは骨性強直がある ・それ以外はStage Ⅲの基準を満たす

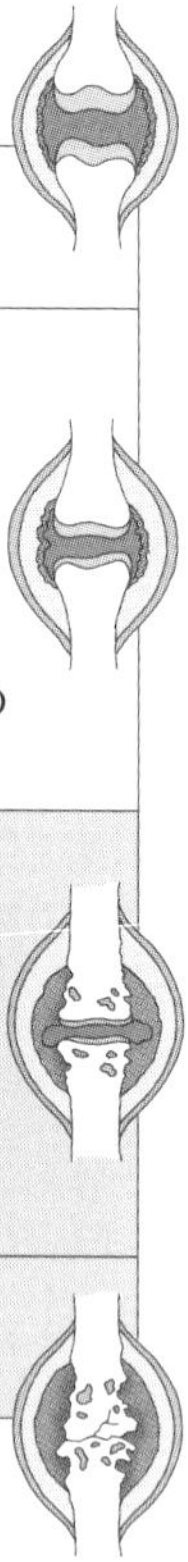

※出典：村澤章、元木絵美［編］「臨床画像の見かた」『リウマチ看護パーフェクトマニュアル』（羊土社、2013）

リウマチ治療の肝は、「関節が腫れて、痛みを感じる」という初期の段階です。この段階で正しい治療を受けることが、完治するかどうかの可能性を左右すると言っても過言ではありません。

リウマチはこの初期症状の段階で治療することが大切です。正確な診断と治療ができる病院を選びましょう。

ポイント　レントゲンを撮る意義

ちなみに、レントゲンを撮ること自体は、NGではありません。

・リウマチの早期発見はできませんが、治療する前の骨の状態を確認しておいて、治療開始後に骨にダメージが出てきていないかを1年ごとに比較するのに役立ちます。

・リウマチ以外の変形性関節症や骨折などの病気を見つけるのに役立ちます。

・リウマチの治療を始める前に、結核や間質性肺炎など肺の病気が隠れていないかを見るのに役立ちます。

レントゲンだけで「リウマチではない」と安心してしまうのは早計です。すすめられたらぜひとも血液検査や、可能であれば関節エコー検査も受けるようにしてください。

リウマチストーリー⑤

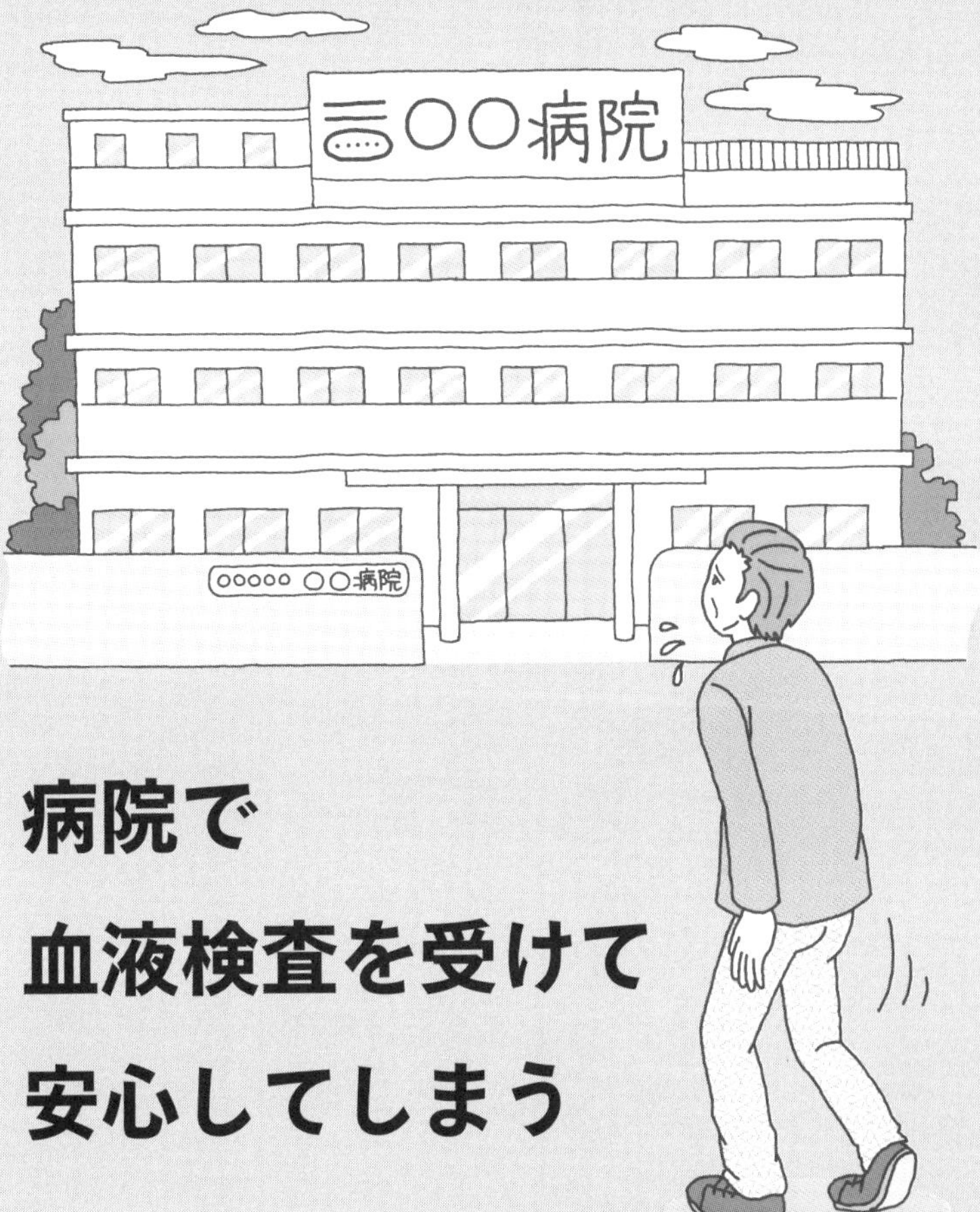

病院で
血液検査を受けて
安心してしまう

せっかく病院に行ったのに、
いまだリウマチの疑いが晴れないリュウさん。
レントゲン検査で安心し、血液検査を断ってしまったものの、
「血液検査は大事ですよ」と言われ、
「今度こそ白黒つける！」と再び病院に行きますが…。

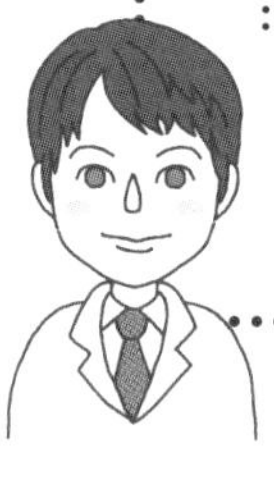

リウマチは診断が難しい？血液検査だけの落とし穴とは何でしょうか

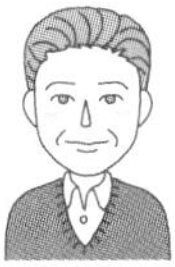

リュウさん（以下、リ）：やれやれ、ここまで長かったな～。レントゲン検査で異常なしと言われても、血液検査までしないと安心できないとはね。採血は苦手だけど、これで白黒つくと思えば乗り切れるぞ。

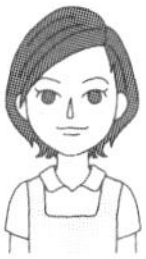

看護師：リュウさん、採血室へどうぞ。

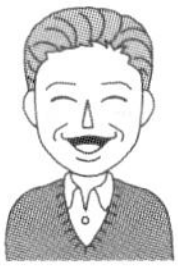

リ：はいはい～。

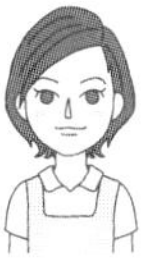

看護師：リュウさんですね。さっそく採血をしていきますね。ちょっとチクッとしますよ。

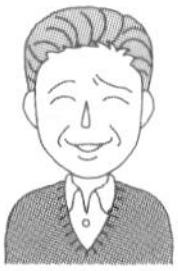

リ：はい、よろしくお願いしますね（こわい、こわい…。あれっ？　本当にちょっとしか痛くない。採血上手な人でよかったなぁ）。

診察室で…

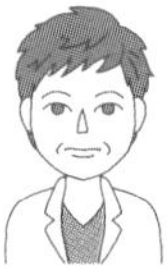

ドクター（以下、ド）：血液検査の結果が出ましたのでお伝えしますね。

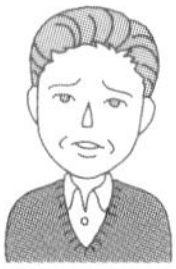

リ：は、はい。わたしはリウマチなのでしょうか。

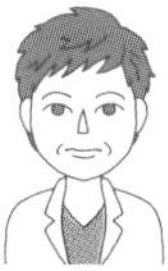

ド：リュウさんの場合、リウマチ因子の数値は高いですが、炎症の数値は正常の範囲内だったので、まだリウマチと言い切るには早い段階だと思います。しいて言うなら、「リウマチ予備軍」といったところでしょう。投薬治療はリウマチだとわかってからになりますね。

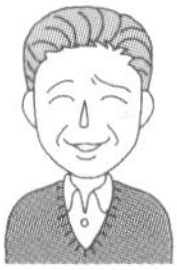

リ：そうですか！　リウマチとはっきりしたわけではないんですね。

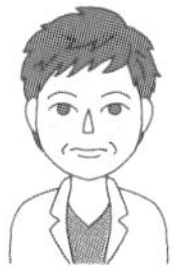
ド：はい、血液検査だけではなんとも言い切れないところがありますので、「関節エコー検査」ができるリウマチの専門病院に紹介状を書きます。そちらを受診してください。

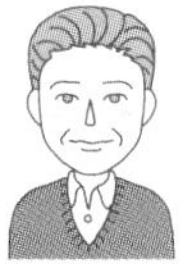
リ：わかりました（リウマチではないとしたら、この痛みは老化によるものなのかなあ。仕方がないか…）。他に何か気をつけることはありますか？

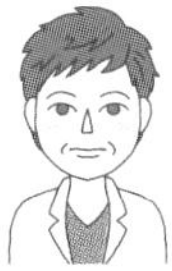
ド：たばこや歯周病を避けることが大切です。この2つは、リウマチを引き起こす免疫異常につながりやすいとも言われていますので。

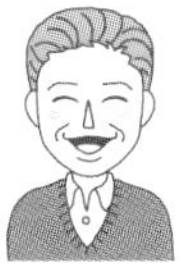
リ：ああ、私は両方とも心配なしです！　気持ちもスッキリしました。ありがとうございます！

翌日、いつもの公園で…

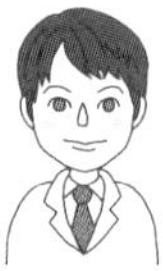

佐藤先生（以下、佐）：リュウさん、おはようございます。…なんだか、気分がよさそうですね。その後、病院には行かれましたか？

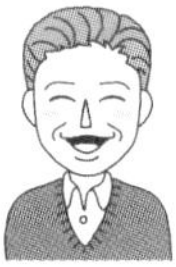

リ：ええ、行きました！ そうしたら「リウマチの予備段階」だから、まだ投薬治療は大丈夫だっていうことになりましたよ。安心しましたね。

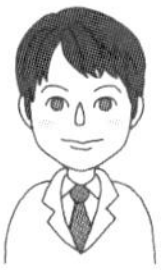

佐：そうでしたか（でも、手首は相変わらず痛そうだな…）。ちなみに、受けたのは血液検査だけですか？ 他の検査もすすめられませんでしたか？

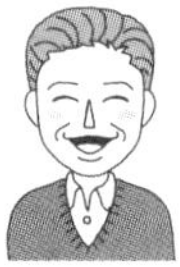

リ：ええ、血液検査です。…そういえば「関節エコー検査」ができる病院に紹介状を書いてくれましたが、これは何でしたっけね？

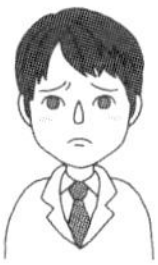

佐：…リュウさん、血液検査だけだと、まだわかりませんよ。

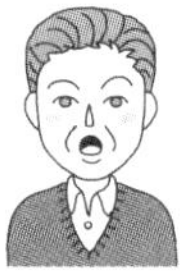

リ：え？ それはいったいどういうことですか？

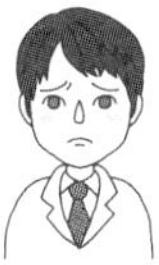

佐：じつは、血液検査だけではわからないリウマチが10％あるんです。それは、エコー検査を受けないとわからないのです。

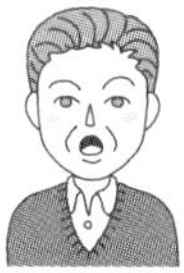

リ：ええ、まだリウマチの可能性があるのか…。

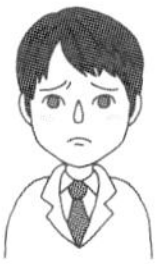

佐：リュウさん、こんなことは言いたくないですが、手首は痛そうに見えますし、お世辞にもよくなっているとは言えないように思いますよ。

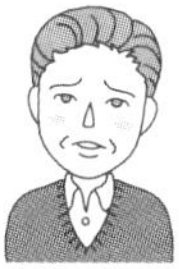

リ：そういえば…。手首の痛みも老化だろうと思いたいところですが、まだ痛いんですよ…。本当にリウマチなのかなぁ…。

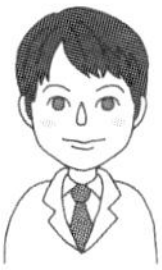

佐：リュウさん、不安が続くのも健康によくないので、今度は先生の紹介状を持って、エコー検査を受けられる病院に行ってみてくださいね。

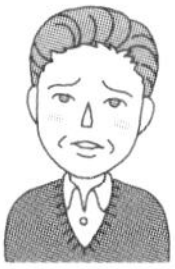

リ：はい、わかりました（血液検査の診断が出たのに、まだわからないなんて…）。リウマチの診断ってこんなに難しいんですね…。先生、詳しく教えてください。

解説

レントゲンと同様、血液検査だけでは見逃されてしまうリウマチがあります。

血液検査には3つの項目があり、「リウマチ体質かどうか」という診断が2つと、もうひとつは「炎症の反応が出ているかどうか」というものです。

血液検査で3つすべてが異常値であればリウマチの可能性がグンと上がり、自信をもってリウマチの診断につながります。しかし、実際には3つ全てが揃わないことも多く、後述する関節エコー検査などの結果と併せて考え、2つや1つの異常でリウマチの診断になる場合もあります。もっと言うと、**「3つ全ての血液検査が正常」でもリウマチであるケースが10%くらいある**と言われています。

大事なのは、リウマチの体質があるのか？と、関節の中に炎症が起きているのか？という2つのポイント。それを判断するために、血液検査や関節エコー検査などを組み合わせて、リウマチを早期に診断することです。

ポイント　リウマチの血液検査〜チェック項目と目安となる数値〜

リウマチを診断するにあたり、血液検査で①リウマチ因子、②抗ＣＣＰ抗体、③ＣＲＰ（Ｃ反応性タンパク）の３つの項目を確認します。

簡単に言ってしまえば、これらはリウマチの体質を見る項目が２つ（①リウマチ因子と②抗ＣＣＰ抗体）、炎症をチェックする項目がひとつ（③ＣＲＰ〈Ｃ反応性タンパク〉）ということです。

リウマチ因子と抗ＣＣＰ抗体の数値では、本来は身体にはない異常な免疫物質が、どの程度の割合であるのかを知ることができます。なかでも抗ＣＣＰ抗体は、リウマチにかかわる異常免疫物質に特化した数値を表しているものです。

ＣＲＰの数値では、リウマチによる炎症の程度がわかります。正常値は０・３㎎／dℓ以下で、この値を少しでも超えたら、体の中で炎症が起きており、リウマチを含め何かしらの異常が体の中で起きている可能性を考えた方がよいです。

これら３つの項目がリウマチの数値に当てはまると、リウマチと診断されます。

リュウさんの場合、これらすべてが揃わなかったため「リウマチ予備軍」という診断を受けました。

ところが、こういったケースでも「じつはリウマチだった」ということが全体の10％くらいあるのです。


リュウさんのように手首や指、足の指などといった小さい部分にリウマチが出ている場合は、炎症の数値が出ないことがあり、治療を開始するかどうかの判断は難しくなります。

そのため、本来は治療を受けるべき人が適切な診療を受けられず、その間にリウマチがどんどん進行していきます。

そこで活躍するのがエコー検査です。

エコー検査では、血液検査で見逃されてしまう10％のリウマチの症状をキャッチすることができます。


血液検査で3つの項目が揃わなくても、手足の痛みや腫れが続く場合にはリウマチの可能性があるので、関節エコー検査ができる病院を受診してください。

［リウマチ因子］
15以下…正常値
※単位：ＩＵ／㎖
※人間ドックなどの健康診断で受ける血液検査にも明記されています。
正常値は15以下ですが、リウマチでなくても15を少し超える人は20％くらいいると言われています。そのため、人間ドックで毎年リウマチではないのに引っかかってしまう人がいます。また15以上では、その数値が高くなるほど本当にリウマチである可能性も高くなると言われています。あくまで個人的な感覚ですが、リウマチ因子が１００に近くなるとリウマチの可能性が高く、30位だとまず大丈夫な可能性が高いかなと思っています。

［抗ＣＣＰ抗体］
4・5未満…正常
4・5以上…リウマチの疑いあり
※単位：Ｕ／㎖
※通常の人間ドックや健康診断の血液検査にはない項目です。
「抗ＣＣＰ抗体」は、リウマチの体質を見るための比較的新しい検査です。

ここで出る数値は、リウマチ因子に比べるとかなり精密で、正常値の4・5を少しでも超えると「リウマチの疑いが大」と判断されます。

人間ドックなどの血液検査でリウマチ因子の数値が高い場合、より深く確認するために抗CCP抗体をチェックするという人もいます。

抗CCP抗体は、本来は身体にはない異常な免疫物質です。なかでも、リウマチにかかる人が持っているものと考えられ、タバコを吸っている人や歯周病がある人に出てきやすいということがわかっています。

［CRP］

0・3以下……正常

0・3超……リウマチの疑いあり

※単位：㎎／dℓ

これは、炎症の程度を表すCRP（C反応性タンパク）の値を調べる検査です。

CRPは、身体のどこかで炎症が起きているときに増えてくるタンパク質で、この数値が高いほどリウマチの可能性が高いと考えられます。

注意したいのが、ここで正常値が出ていたとしても、「リウマチではない」と言い切れないことがあるということ。

なぜかといえば、血液検査では、患部の血液の数値だけを測ることができないからです。全身に流れる血液のなかでの炎症の値を出すため、狭い範囲で強い炎症があったとしても、薄まって正常値となってしまうことがあるのです。

逆に、ＣＲＰが高くてもリウマチ以外が原因であるケースもあります。

ＣＲＰはあくまで「体のどこかで何かの炎症が起きていますよ」というサインなので、風邪を引いたり、虫歯や中耳炎などの感染症、大きな怪我や盲腸、がんでも高くなります。何でもありですね。

なので、ＣＲＰが高い場合には、リウマチを含めた原因の特定が大切になります。

Q　なぜ血液検査とエコー検査の両方が必要なんですか？

A　血液検査だけでは発見できないリウマチが全体の10％程度あるからです

血液検査でわかりにくいリウマチは、エコー検査で見つけることができます。ですから、どちらかひとつだけではなく、2つの検査を受けることが大切なのです。血液検査ではそれほど問題がなくても、エコー検査で診たら症状がかなり進行している深刻なリウマチだったというケースもあります。

エコーで見ると、患部がひどく腫れていて炎症物質が患部に溜まっていることがわかります。

ところが血液検査では、血液全体で判断するので、おのずと炎症の数値が薄くなってしまうのです。とくに、指先のような炎症の部位が小さい場合は、血液検査で発見することが難しいのです。

こういった場合、ひざなどの大きな関節や数カ所の関節に症状が広がって、やっとリウマチと診断されるということも珍しくありません。

ですから、血液検査とエコー検査をセットで行うことが大切なのです。

もしあなたが「手首や指の関節などが腫れているにもかかわらず、レントゲンも血液検査も問題なし」という状況なら、ぜひエコー検査を受けるようにしてください。

このような場合は、高い確率でリウマチ患者さんであるケースが多いからです。

ポイント　リウマチの検査と診断方法

これまでにレントゲン、血液検査、エコー検査などについて説明してきました。

ここで、**リウマチを診断するために行われるすべての検査**をまとめておきます。

病院の設備や医師の考え方によって、これらをいくつか組み合わせて診断されることが一般的です。

リウマチ専門の病院では、多くの場合、問診・触診・視診に加え、血液検査とエコー検査をセットで行います。これによって、見つけにくいと言われる初期のリウマチの可能性を発見できるのです。

①問診

診断の手がかりを得るために、医師が患者に自覚症状や既往歴、アレルギーなど身体の状態について聞きます。

②触診

腫れや熱がないかなど患部を触って確認します。リウマチの場合は、押すとブヨブヨとしていて赤ちゃんのほっぺたのような張りがあります。むくみにも似ているのですが、むくみの場合は押すとすぐに戻ってこないのが特徴です。

③視診

腫れの状態や形、動きなどを診ます。

④血液検査（リウマチ因子、抗CCP抗体、CRP）

血液検査では、免疫異常（リウマチ因子、抗CCP抗体）と炎症反応（CRP）の3つについて調べ、リウマチかどうかを総合的に判断します。

⑤画像診断（レントゲン（X線）検査、エコー検査、CT検査、MRI検査）

エコー検査をはじめとする画像診断では、視診や血液検査だけではわからない関節の内部の様子を確かめるために行います。

Q　リウマチは遺伝するんですか？

A　遺伝しないとは言い切れませんが、可能性はかなり低いと言えます

リウマチの研究が進み、現在ではいくつかの遺伝子がリウマチの発症に深くかかわっていることがわかっています。ひとつでも持っていたらリウマチというわけではなく、複数がそろうと発症する確率が高くなると言われています。

遺伝でリウマチになる確率は、「身内にリウマチの人がいる100人のうち、2人くらい」と言われています。

可能性がゼロではないとはいいえ、それほど影響するわけではありません。

ポイント　禁煙や歯周病予防がリウマチを防ぐ？

喫煙が健康に害を及ぼすことはよく知られていますが、リウマチについても例外ではありません。ある研究によれば、喫煙はリウマチの症状を悪化させ、治療薬の効果も減少させることがわかっています。

本人が喫煙していなくても、同居している家族や日頃接する人たちがタバコを吸っている場合にも受動喫煙となるため注意が必要です。

また、歯周病があると、リウマチを発症させる「抗CCP抗体」が発生しやすくなることがわかっています。歯周病の治療がリウマチの症状を軽減するという研究結果もあるほど、歯周病はリウマチ発症の有無に大きく影響を与えているのです。

喫煙は百害あって一利なし。リウマチのリスクを避けるためにも禁煙をおすすめします。加えて、歯周病予防も忘れずに行いましょう。正しい口腔ケアを行うことは、リウマチの予防や悪化を防ぐために欠かせない要素です。

COLUMN

足がつる「こむら返り」 原因と予防、治療は？

Q：リウマチで治療をしています。寒くなってから、急にふくらはぎの筋肉が痛くなって足がつってしまいます。1分もしないうちに治るのですが、リウマチと関係あるんでしょうか？　また何か原因や予防、治療方法はありますか？

A：こむら返りの原因はいくつか言われていますが、リウマチとは直接関係はなく、筋肉疲労やミネラル不足が原因のことが多いと言われています。

そのため、こむら返りの予防には、

①「ふくらはぎをストレッチ」

②「ふくらはぎや足を冷やさない」

③「バランスの良い食事（特にビタミンＢ１）」

④「寝る前にコップ１杯の水分補給」

などがおすすめです。

治療には芍薬甘草湯（しゃくやくかんぞうとう）という漢方薬がよく使われます。

薬を飲んですぐ効果が出ますので、「足がつりそうな時に漢方薬」でこむら返りを予防したり、枕元に置いておき、寝ているときに足がつったらすぐ飲めるようにすると便利です。

ただし、筋肉疲労やミネラル不足が原因である普通のこむら返りに交じって、甲状腺ホルモンや肝臓や神経の病気、足の静脈瘤、狭心症などの病気が原因である場合もありますので、なかなか改善しない場合には、内科の先生にご相談ください。

リウマチストーリー⑥

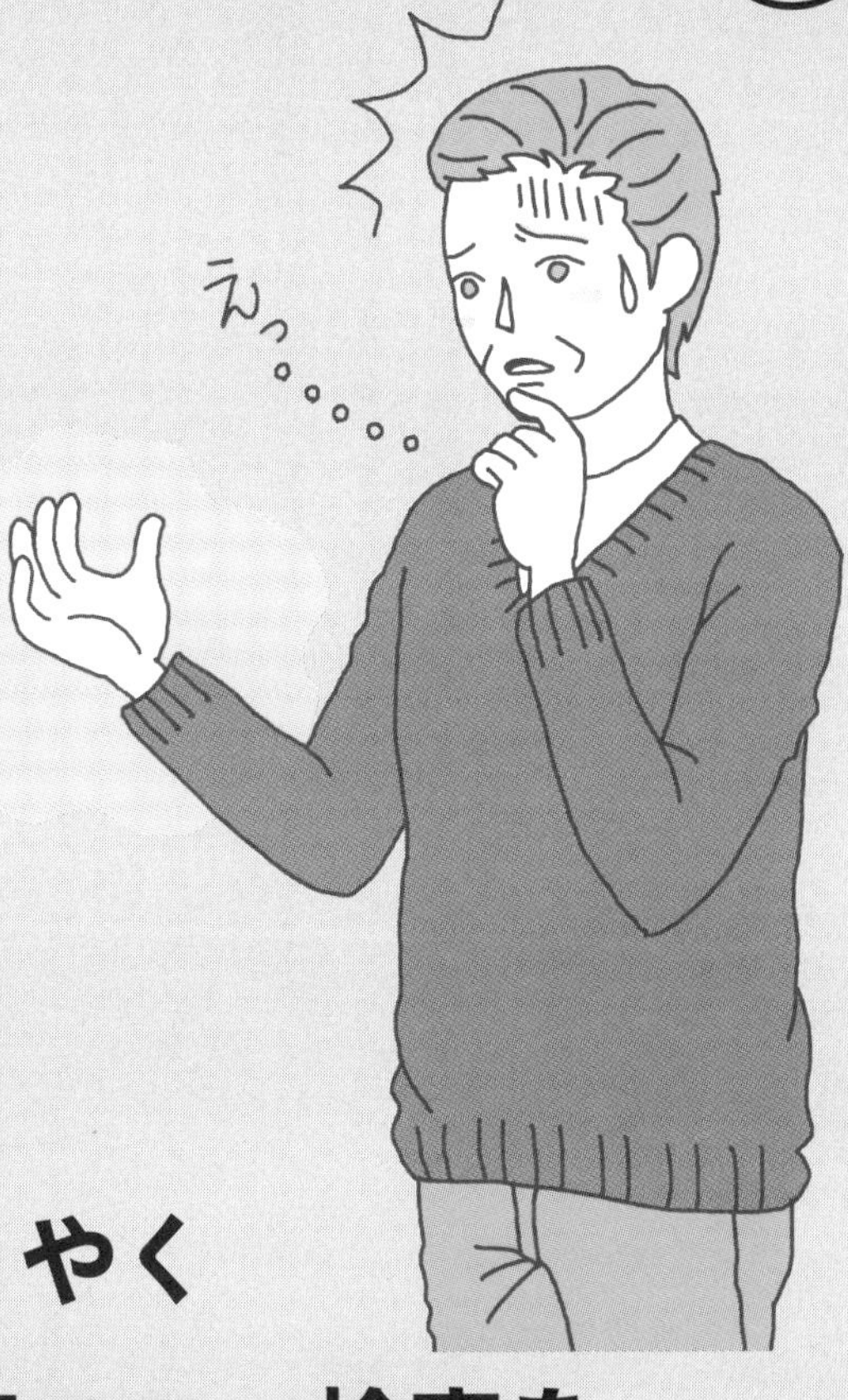

ようやく
関節エコー検査を
受けてがく然とする

血液検査を受けたものの、またもやリウマチかどうか、
はっきりとしたわからないまま帰宅したリュウさん。
「今度こそ…」と紹介状を手に、大学病院を受診します。
いよいよ3度目の正直…となるのでしょうか？

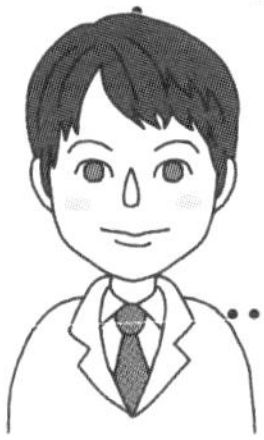

リウマチの診断に時間がかかってしまうのはなぜでしょうか

近所のカフェで佐藤先生に相談するリュウさん。

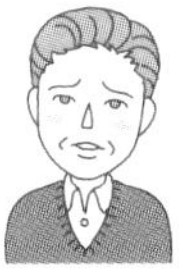

リュウさん（以下、リ）：先生、薬局から始まっていろんな病院を転々として、今度はエコー検査…。リウマチの治療は本当に難しいものなんですね。

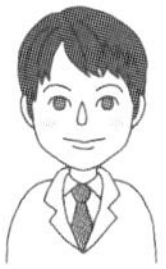

佐藤先生（以下、佐）：「関節エコー検査」はまだ新しい検査で、できる人が少ないんです。現状では一部のリウマチ専門クリニックや大きな病院に限られています。なので、ホームページを見たり実際に電話で聞いてみるしかなく、正直探すのは難しいですね。そんな中で、せっかく関節エコー検査ができる病院あてに紹介状を書いてくださっているので、そこを受診しましょう。

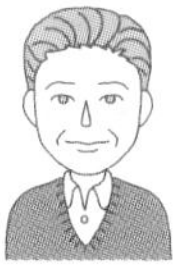

リ：そうですね。この病院、家からちょっと遠いけど行ってみます。

検査当日。病院にて…

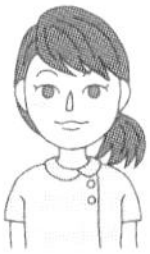

看護師：リュウさん、診察室へどうぞ。

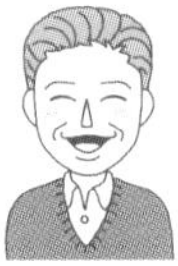

リ：はい！

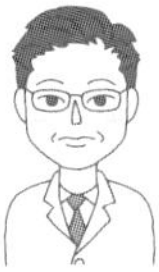

ドクター（以下、ド）：リュウさん、お待たせしました。今日はエコー検査と血液検査を受けてもらいますね。

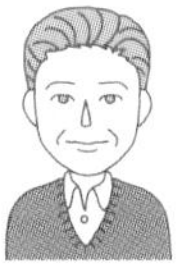

リ：よろしくお願いします。リウマチにはエコー検査が不可欠だと言われ、紹介状を書いていただいたんです。

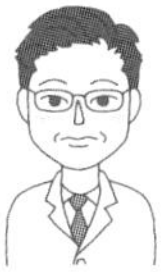

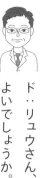

ド：おっしゃる通りです。さすが、勉強熱心でいらっしゃいますね。

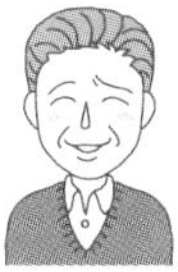

リ：いやいや（照）（薬局に行っていたころに比べたら、たしかに知識が身についてきたなあ…）。

検査を終えて…

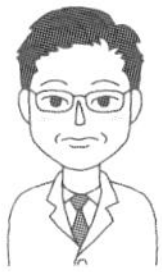

ド：リュウさん、検査お疲れさまでした。検査結果が出ましたのでお伝えしてもよいでしょうか。

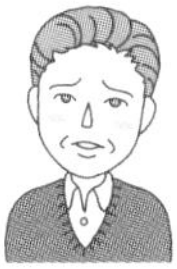

リ：ええ、わたしはリウマチなんでしょうか？

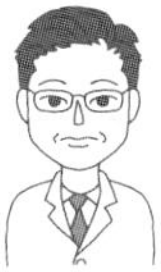

ド：はい。血液、エコー検査をした結果、リウマチに間違いないかと思います。リュウさんの場合、腫れや痛みが出てから約6カ月経過しています。正直、早期発

見とは言いにくく、若干ではありますが、骨の変形も見受けられました。治療でこれ以上の進行を食い止めましょう。

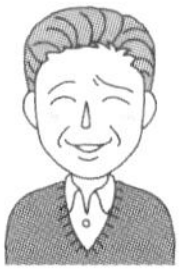

リ：先生、ありがとうございます。やはりリウマチだったのですね…。正直、骨の変形は残念ですが、治療ができると聞いてほっとしました。

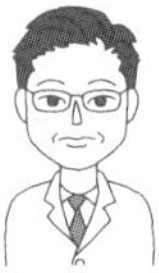

ド：リウマチは診断が難しく、リュウさんのような患者さんが多くいらっしゃいます。これまでおつらかったでしょう。しっかり治していきましょうね。

リ：はい、ありがとうございます。これからよろしくお願いします！

病院からの帰り道。佐藤先生に電話をかけるリュウさん（プルルルル…）

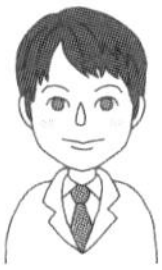

佐藤先生（以下、佐）：リュウさん、こんにちは。どうされましたか？

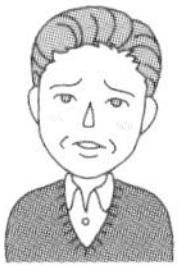

リ：病院に行ってきました。先生の言った通り、リウマチでした。

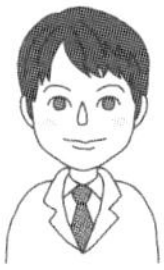

佐：そうでしたか、本当にお疲れさまでした。これから治療が始まりますね。

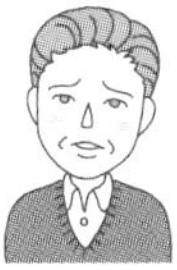

リ：はい、じつは若干骨にも変形が出てしまっているようで。痛みや腫れに気づいていろいろなところに行ったのに、こんなに発見まで時間がかかるなんて…。

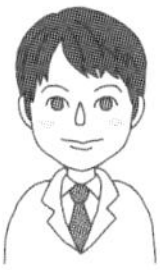

佐：手首が痛いのが主な症状の場合、まずリウマチを疑う人のほうが少ないですよね。診断ができたということは、治療もできるということです。気を落とさず、しっかりと治療に取り組んでください。

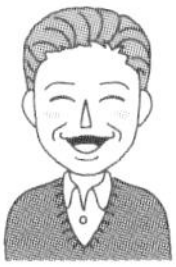

リ：はい、ありがとうございます。遠回りした分、しっかり治しますよ！

解説

リュウさんのように、関節エコー検査を受けずに、血液検査だけで「リウマチではない」と安心してしまうのはよくありません。

「血液検査の結果では炎症はないけれども、手首が腫れていたり、指などの小さい関節が何週間も腫れている」

という方は、関節エコー検査ができるリウマチ専門クリニックや総合病院を受診することが大事です。

その時に、紹介状が必要になる場合もありますので、受診の前に電話などで受診方法とあわせて事前に確認しておくとよいでしょう。

ポイント　リウマチ専門の病院探しが難航する理由

リウマチ専門病院を探すとき、インターネットで検索することが多いのではないでしょうか。

インターネットや病院の看板だけでは、必要な検査を受けられるかどうかをすぐに判断することが難しいです。

一般的に、関節が痛くなってからエコー検査にたどりつくまでに、半年〜1年かかっている人が多いのが現状です。この間にリウマチが進行してしまい、なかには骨が変形したり、骨に穴が開いてしまうような人もいます。

少し面倒ですが、インターネットで「関節エコー（お住まいのエリア）」で検索し、出てきた病院に電話などで設備や検査内容について聞くことをおすすめします。

Q　リウマチの治療はどんなことをするの？
A　治療の中心は薬物療法です

リウマチは「自己免疫疾患《じこめんえきしっかん》」のひとつです。自己免疫の反応を抑えるための投薬治療が欠かせません。

進行度合いによっては、投薬治療に加え、リハビリテーションや手術をすることもあります。

最新の治療法については、リウマチストーリー⑦で詳しく説明しています。

ポイント　リウマチの進行には個人差がある？

リュウさんの場合は、約6カ月で骨の一部が変形してしまいましたが、症状の進行には個人差があります。

リウマチの診断までに時間がかかってしまうと、耐えられる程度の痛みや腫れが長く続いているうちに、徐々に症状が進行していきます。

なかには、5～10年くらいの年月をかけて、ゆっくり進行するという人もいるほどです。

一方、発症直後から症状が強く出るケースもあります。

このようなときには、半年程度で症状が進行してしまうこともあるのです。

どちらの場合も、早期発見・早期治療が大切です。

ポイント　リウマチ患者さんのコミュニティを活用しよう

リウマチは、症状が進行すると、日常生活の活動が制限されることもあります。

初期の頃は、一見問題があるように見えないため、家族や周囲の人に理解されずに、孤独を感じている人も少なくありません。

あくまで私個人の感覚ですが、インターネットに溢れる情報のなかには、ネガティブなものも多いようです。

同じ治療内容でも人によって効き目は違いますし、ある人がある治療薬を選んでいるのには、そこにいたった経過や事情も関係していることが多いです。なので、あまりネットのネガティブな情報などには左右されないのがおすすめかと思います。

前向きにリウマチをとらえ、前向きに治療し付き合っていく気合いがある方は、医者としても適切な治療を提案しやすくリウマチも良くなる方が多いと感じています。

そんな中で、日本最大のリウマチ患者の団体である公益社団法人「日本リウマチ友の会」は、医師からの情報提供も含めたバランスのとれたコミュニティーかと思います。会員数約1万3000人、10代〜80代まで幅広い層の人が所属しています。

公益社団法人　日本リウマチ友の会ＨＰ
http://www.nrat.or.jp/

リウマチの理解度をチェックしてみましょう

これまで、リウマチにおけるさまざまな知識をお伝えしてきました。

ここで一度、理解度を確認してみましょう。正しいと思うものに○を、間違っていると思うものに×をつけてみてください。

- □ **1. リウマチの初期症状は、手や足の指の腫れや痛みに出やすい**
- □ **2. 手足や手首の痛みが1カ月以上続いたら、まずはマッサージや整骨院に行く**
- □ **3. リウマチの腫れや痛みは、筋トレで改善する**
- □ **4. リウマチの症状の改善は、薬局の市販薬や漢方薬、サプリメントだけで十分だ**
- □ **5. リウマチは、適切な治療によって付き合っていける病気だ**
- □ **6. リウマチの診断は、レントゲン、血液検査、エコー検査のいずれかでわかる**

［解答と解説］

1. ○

リウマチは、手足の指の関節の痛みや腫れが症状としてあらわれます。触ると熱っぽく、ブヨブヨとしているのが特徴です。

2. ×

通常の打撲などであれば、2週間程度で痛みが引きます。1カ月以上痛みが続くなら、何らかの病気である疑いが大。痛みだけの場合には整形外科の病院、痛みに加えて腫れもあるときはリウマチ科のある病院に行きましょう。なお、リウマチの場合、マッサージをすることで痛みが激しくなったり、患部がより腫れてしまうこともあります。むしろ、マッサージや整体はリスクになるのです。

3. ×

リウマチは、自己免疫異常で起こる病気です。ですから、筋肉を鍛えることは改善につながるとは言えません。むしろ、やりすぎて逆効果になってしまうこともあります。

4. ×

リウマチの症状は、医師から処方された薬や医療行為で改善します。自己判断で市販薬やサプリメントなどを摂ることは避けましょう。

5. ○

リウマチは、早期発見・早期治療で寛解する病気です。また、合併症を起こしやすい病気にさえ気を付ければ、命に直接かかわることはありません。リウマチと上手に付き合いながら健康長寿をめざすことができます。

6. ×

レントゲン、血液検査、エコー検査のいずれかだけの検査では、正確な診断はできません。リウマチの検査をする場合は、血液検査とエコー検査の両方を受けることが大切です。レントゲンは主に骨の状態を確認するためのものなので、リウマチの症状がかなり進行した状態でのみ診断が可能です。

COLUMN

リウマチの薬がコロナに効く？

Q：コロナに効くリウマチの薬があると聞きました。リウマチの薬を使っていると、コロナにかかりにくいのでしょうか？

A：あくまで集中治療室に入院されるような重症コロナ患者さんの治療に効果があったということで、予防ではありません。

今回コロナに効いたと報告があったリウマチの薬はアクテムラとサリルマブです。両方ともリウマチの治療でよく使われる生物学的製剤の一種で、IL6という免疫細胞を暴れさせて炎症を引き起こす物質を吸着するタイプの薬です。

コロナウイルスの治療に使われる薬は、大きく２つに分けて考えられています。１つは、レムデジビルやアビガンのように、コロナウイルス自体を抑えることが期待されている「抗ウイルス薬」。２つ目は、デキサメタゾン（ステロイドの一種）のようにコロナ感染をきっかけにおきた、免疫の暴走を抑えることが期待されている「抗炎症薬」。

特に、集中治療室で治療を受けるような重症なコロナ感染の方では、免疫が暴走していることが大きく影響していると考えられており、レムデジビルやアビガンのような「抗ウイルス薬」に加えて、デキサメタゾンなどの「抗炎症薬」も使われます。この重症コロナ患者の免疫暴走を止める「抗炎症薬」として、新しくイギリスで認められたのが、今回のアクテムラやサリルマブです。コロナウイルスの予防ができるという報告ではありませんし、薬の働き方からもそれは期待できないと思われますので注意してください。

アクテムラやサリルマブを使っているかどうかに関わらず、手洗いやマスクなどの感染予防対策をすることが大切です。

もしアクテムラやサリルマブを使っている方で、熱や咳などコロナ感染かもしれない症状が出た場合には、いったん薬を中止したり減らすことがすすめられていますのでご注意ください。

リウマチストーリー⑦

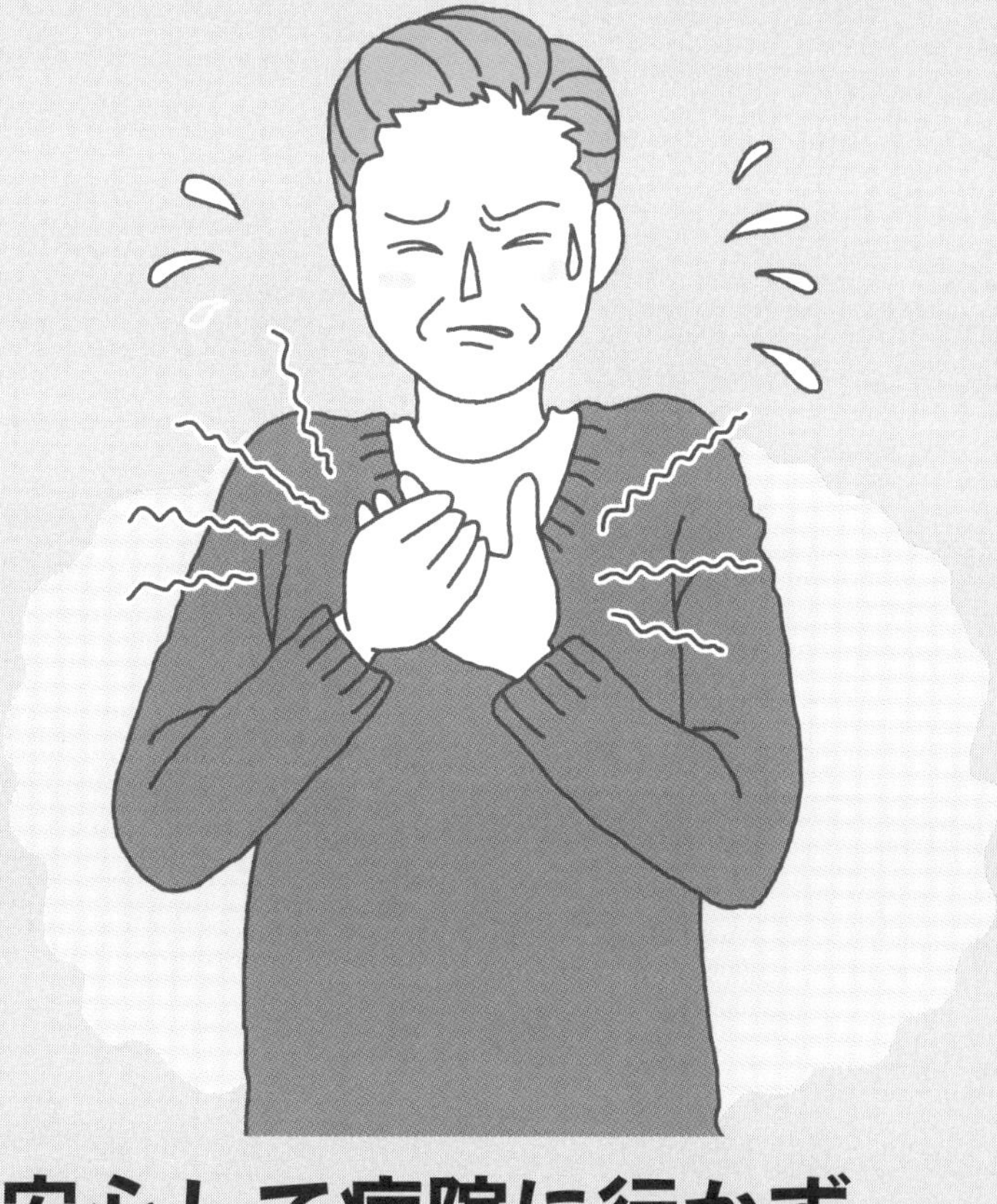

安心して病院に行かず
症状が悪化してしまう

病院で正式にリウマチと診断されたリュウさん。
薬物治療が始まりましたが、その病院は膠原病《こうげんびょう》や合併症の多いリウマチ患者さんなど、入院が必要な重症患者さんを診る大学病院でしたので、リュウさんは、そこで紹介されたリウマチ専門クリニックに行くことに。

するとリュウさん、少し症状がよくなっていたことで安心したのか、
その後治療に行かず、リウマチが進行してしまったようです。

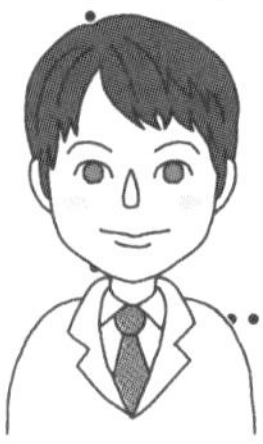

リウマチの治療は医師に任せきりにせず、自ら積極的にかかわることが大切です

大学病院で…

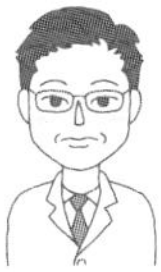

ドクター（以下、ド）：リュウさん、今のところ、薬による治療の効果で、リウマチは安定していると言えます。

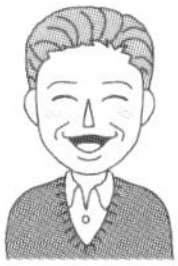

リュウさん（以下、リ）：先生、ありがとうございます！　はい、かなり痛みも軽くなりました！

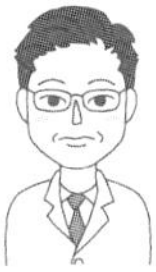

ド：そこでご相談があります。この病院では、膠原病や合併症の多いリウマチ患者さんなど、主に入院が必要な重症の患者さんを診ています。リュウさんの場合はそこまで重くなく、経過も順調ですので、私の知り合いがやっているリウマチ

専門クリニックをご紹介しますから、そちらを受診されてはいかがでしょうか。

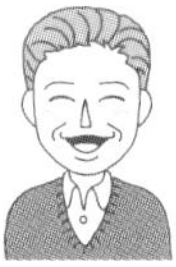

リ：なるほど、わかりました。先生からご紹介していただけるならありがたいです。ぜひそうさせてください！

1週間後、リウマチ専門クリニックの待合室にて…

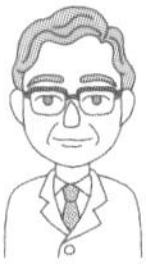

ドクター（以下、ド）：リュウさん、診察室へどうぞ。

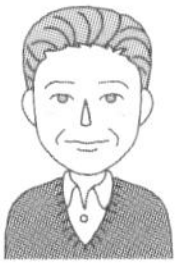

リ：失礼します。

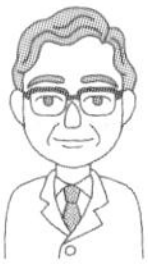

ド：大学病院から紹介状を受け取りました。リウマチの治療ということですね。

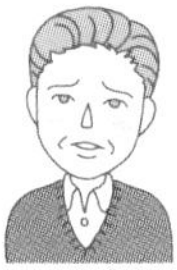

リ：ええ。大学病院でリウマチと診断されまして、そちらでお世話になっていたのですが、残りの治療はこちらのクリニックでお願いしたいと思っています。

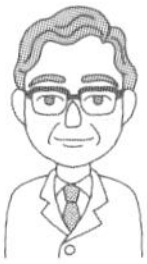

ド：はい、大丈夫ですよ。そういった患者さんも、うちにはたくさんいらっしゃいますから。

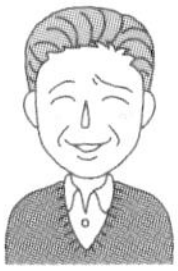

リ：それはよかった。ほっとしました！

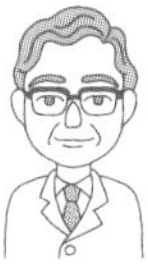

ド：大学病院で出されていたのと同じ薬を出しておきますね。

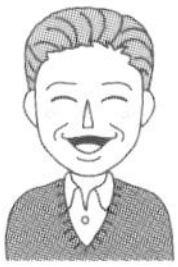

リ：ありがとうございます！

2カ月半後のある日…

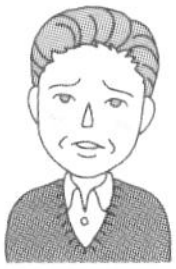

リ：いててて…。最近調子がよくなってたんで、つい病院に行くのをサボってたら、また手首が痛くなっちゃったなあ。どうにかならないものか…。佐藤先生に電話してみよう。（プルルルル……）

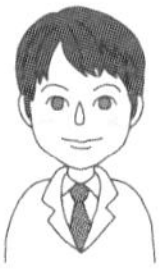

佐藤先生（以下、佐）：…もしもし？　リュウさん！お久しぶりです。その後、お加減はいかがですか？

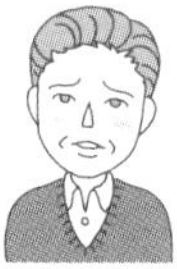

リ：実はですね、大学病院から紹介されたリウマチ専門クリニックに行くことになったのですが、すみません、しばらくサボッていたら、痛みが落ち着かなくなっちゃったんですよ。

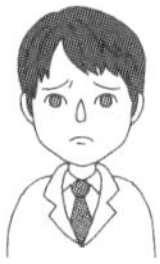

佐：それはおつらいですね。ちなみに、いまどんな薬を飲んでいますか？

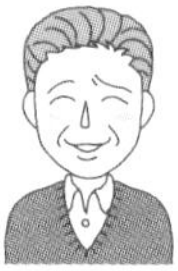

リ：病院からもらっていた薬がなくなっちゃったんで、昔もらって残っている痛み止めやステロイドを飲んでるんです。

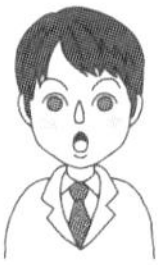

佐：ええ？　ステロイドを飲み続けているのですか？　ステロイドは、あらかじめ服用期間を決めて短期間で飲むものなんですよ。それにステロイドは血糖値が上がってしまうので、糖尿病のリスクがありますよ。

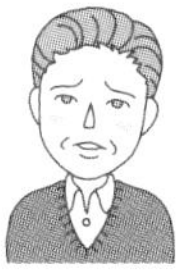

リ：糖尿病？　もうこれ以上病気は嫌ですよ…。

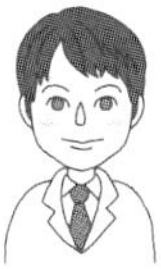

佐：リュウさんが大学病院から紹介してもらったのは、リウマチ専門のクリニックなので安心です。ぜひそこにちゃんと通って、定期的に最新の治療を受けてください。

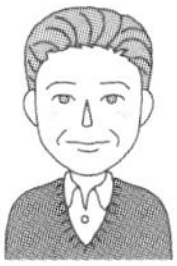

リ：わかりました！

解説

リウマチは、診断されるまでに時間がかかる人が非常に多いのですが、診察後の治療法でもつまずいてしまう人が少なくありません。

治療を始めてリウマチがよくなると、「治った」と思って薬や通院を止めてしまい、リウマチが再発してしまうケースがよくあります。

症状がよくなっても定期的な受診と薬が必要です。

ここで改めてお話ししておきたいのが「ステロイド」についてです。

ステロイド自体が良くないということではありません。

その「使い方」を間違えてはいけないということです。

ポイント 「ステロイド」は使い方を間違えると逆効果に

リウマチ治療は、薬物療法の進化により、半世紀の間に大きく変わりました。リウマチの薬物治療の始まりは、関節の痛みを抑えるための鎮痛薬。そのため、痛みは治まっても、炎症自体を抑える効果は期待できませんでした。

そこで1950年代に登場したのが、抗炎症作用のある「ステロイド」です。効き目も強かったため、当時はリウマチの特効薬として重宝されました。

ただし、長期的に使用すると、リウマチの進行を十分に抑えられないばかりか、血糖値が上がって糖尿病のリスクが高まるといった副作用があることがわかったのです。

これ以外にも、ステロイドは、数十年単位で服用すると骨密度が下がることもわかっています。ステロイドは、もともと体内で生成される物質なのですが、外から補充されると、身体がさぼってつくらなくなり、かえって欠乏してしまうことにもなりかねません。

こうした背景もあり、現在では、ステロイドは使うとしたら最初の数カ月間などに服用期間を限定し、ほかの薬や治療と組み合わせて利用するのがよいとされています。

ステロイドを使用することについて、

「顔がパンパンになるのではないか?」

「男性ホルモンを自分でつくれなくなってしまうのではないか?」

などと、気にする患者さんもいます。

ネガティブな印象を持たれがちな薬なので、ステロイドを怖がって使いたがらない人も多いのです。

でも、ほかの治療薬と組み合わせて、短期間の使用であれば問題はありません。

Q ステロイドは、男性ホルモンをつくる薬ではないのですか?

A ステロイドにはいろいろな種類があります。男性ホルモンをつくるものもステロイドの一種です

ステロイドにも、さまざまな種類があります。

一般的にイメージされるのが、ボディビルダーの人が筋肉増強のために使うステロイドではないでしょうか。これは、たんぱく質をつくるための「蛋白同化ステロイド」と言われるものです。

一方、リウマチ治療に使われるステロイドは「副腎皮質ステロイド」と呼ばれ、炎症を抑えるために使われます。

同じステロイドでもこれらの2つはまったくの別物。ステロイドという名前だけがひとり歩きし、偏ったイメージを持つ人が多いのですが、使い方次第では効果が出る薬です。

ポイント　薬物療法とリハビリがリウマチの主な治療法

リウマチ治療の基本となるのは、「**薬物療法**」と「**リハビリ**」、そして「**生活習慣の改善**」です（生活習慣については次のリウマチストーリー⑧で詳しく解説しています）。

なかでも中心になるのが、薬物療法です。そのため、どんな薬を処方されるかによってリウマチの症状の改善が大きく変わります。

薬物療法には、

①免疫システムをコントロールするもの
②痛みや炎症を抑えるもの
③関節の破壊を防ぐもの

の3つの役割があり、これらを組み合わせて治療が行われます。

これに加え、症状や進行状況に合わせて、リハビリや生活習慣の改善に取り組むことが一般的です。リハビリは、薬物治療の効果を最大限に引き出すことや、関節の筋肉や運動機能を落とさないためには不可欠です。

リウマチは、薬物療法で寛解すれば、手術をする必要がありません。

薬物治療は、リウマチ治療においてそれくらい大きな役割を占めているので、**患者さん自身も、治療薬について十分に理解しておくことが大切です。**

Q　リウマチ治療薬にはどんな種類があるのですか？

A　いくつかの分類がありますが、ひとつの考え方として、大きく分けて「非ステロイド系抗炎症薬」「ステロイド」「抗リウマチ薬」「生物学的製剤」「ＪＡＫ阻害剤」の5つに分類できます

これら5種類のなかにも、それぞれにたくさんの薬があります。

現在では、初期症状の段階で抗リウマチ薬を使い、免疫異常を積極的に抑えていくことが主流です（場合によっては、ここで非ステロイド系抗炎症薬やステロイドを併用します）。効果が十分でない場合は、生物学的製剤を使用し、十分な効果が出て、寛解が長期間維持されたら、徐々に薬を減らせることもあります。

リウマチの治療の肝は、最初に効果のある強い薬を使ってリウマチの病原を抑え込むこと。弱い薬をダラダラと使ってしまうと、なんとなくよくなるものの、結局はリウマチの進行は抑えられず、骨が変形してしまいます。

薬の効果が出るまでには、ある程度の期間が必要です。服用期間中は1～2カ月おきに効果を判定します。効果が十分に出なかったり、その他の合併症などがあった場合は、治療薬を変更したり、追加したりしながら、治療法の見直しを行いましょう。

ポイント なぜリウマチの治療薬は適材適所で使われないのか？

いくつか理由が考えられますが、患者さんの「リウマチの薬は感染症や副作用が心配」という気持ちが強く、充分な量の薬での治療を希望されない場合もあります。

もちろん、薬は副作用がゼロではないのですが、いまでは感染症予防をするための方法も確立されており、薬を飲むメリットのほうが格段に大きいと言えます。

逆に、途中までは気にせず薬を飲んでいても、リウマチがよくなると薬を飲むことをやめてしまう人もいます。

症状が緩和したからといって、悪さをするリウマチの免疫細胞が消えてしまうわけではありません。何かのきっかけで、また暴れてしまう可能性が高いのです。ですから、少しよくなっても薬を続けていただくことが重要です。

大切なのは、リウマチの治療前に、かならず感染症の検査を受けることです。

炎症が強く、進行の早いリウマチの場合は、初期の段階で強い薬を使ってリウマチの病原を抑え込むことが不可欠です。

薬を飲まなければ症状が悪化し、骨が曲がってしまうことは目に見えています。あまり心配しすぎずに、薬はしっかり飲み続けてください。

Q　リウマチによって引き起こされる病気はありますか？

A　はい、「間質性肺炎」はリウマチによって引き起こされる合併症です

間質性肺炎は、リウマチによって間質に炎症が起こり発症する肺炎です。発症すると呼吸が苦しくなり、ひどい場合は入院して、ステロイドなどによる治療が必要となります。とはいえ、そこまでの症状になることは稀で、たいていは悪さをせず、ただ潜んでいるケースが多い病気です。

肺のなかでも、背中側の下のほうで発症しやすく、背中に聴診器を当てると「カリカリッ」「パリパリッ」という音が聞こえます。正面からのレントゲンでは写りにくく、横から撮ったときにはじめて見えるという特徴があります。

それほど多くはありませんが、間質性肺炎があることを知らずにリウマチの治療薬を飲むと、薬によっては肺を悪くしてしまう可能性もゼロではありません。感染症検査とは違いますが、間質性肺炎も、リウマチ治療前にチェックしてもらうとよいでしょう。

間質性肺炎は、背中の肺の音の聴診、レントゲン、血液検査のＫＬ６、さらに怪しい場合には胸部ＣＴで精密検査をします。

リウマチは、関節だけではなく、肺でも悪さをすることがあると覚えておきましょう。

Q　リウマチ治療薬を飲むにあたっての注意点はありますか？
A　水分をたくさん摂りましょう。1日1・5リットルが目安です

リウマチ治療が始まったら、水分をたっぷり摂ることをおすすめします（ただし心臓が悪い人など、水分摂取が制限されている方は医師の指示に従ってください）。おすすめは水ですが、糖質が入っていないものが良いでしょう。

飲み薬を飲むと、肝臓で分解されて、腎臓から排泄されますが、水分が不足してこの循環が滞ると、副作用が出やすくなってしまうのです。

とくに、夏場は知らないうちに汗をかいて脱水になったり、逆に、冬場は「寒いから大丈夫」と水分を摂らないために脱水になる人が多くいます。

腎臓の数値が上がってしまうと、リウマチ治療薬の副作用が出てしまうので、リウマチの治療薬の投与を減らさざるを得ません。

そうすると、治っていたリウマチの症状がぶり返してしまう可能性があるのです。

腎臓に負担をかけないためには、水分を摂ることが一番。たくさん水分を摂って排泄すれば、腎臓も元気になってきます。

トイレが近いと面倒に思うかもしれませんが、実は非常に良いサインです。薄い色の尿が出ていると腎臓が元気なサイン、濃ければ脱水気味である可能性があります。

ちなみに、痛み止めの「ロキソニン」なども、腎臓に負担をかけるので、長期間の服用には注意が必要です。

リウマチストーリー⑧

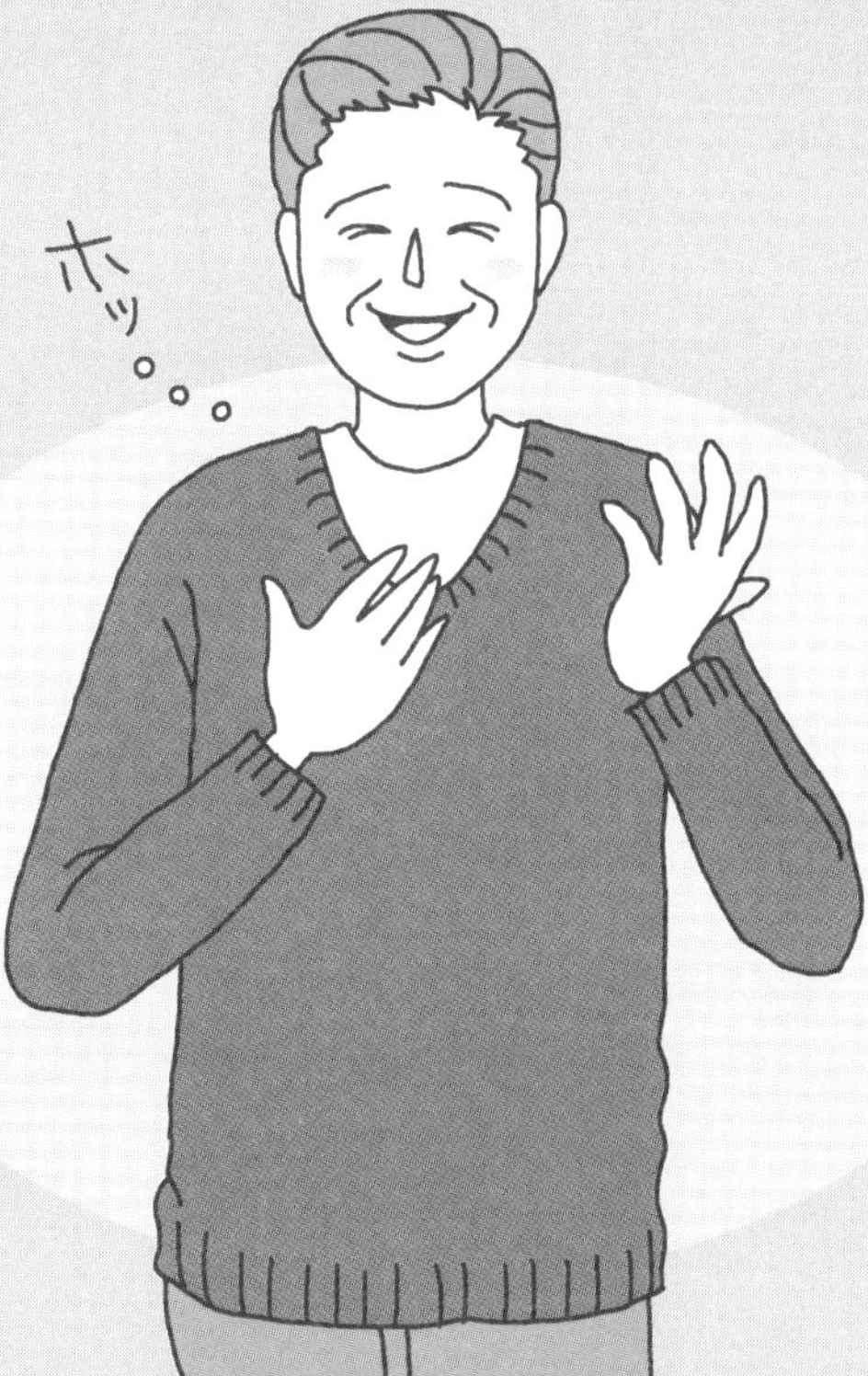

リウマチ専門クリニックで快方に向かう

大学病院からの紹介状をもって、
リウマチ専門クリニックに通ったリュウさん。
そこで先生から提案されたのは、現在の飲み薬に加えて
「注射」の薬を併用することでした。
これまで飲み薬だけだったリュウさんの身体に、
どんな変化があらわれたでしょうか？

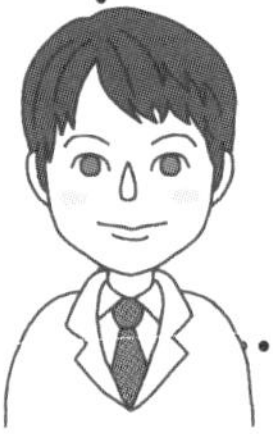

最新のリウマチ治療「生物学的製剤」は高齢者や妊婦も使える画期的な治療薬です

近所のカフェで…

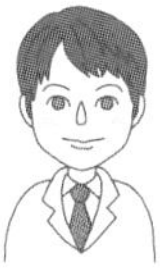

佐藤先生（以下、佐）：リュウさーん、こっちです！　どうも、こんにちは。

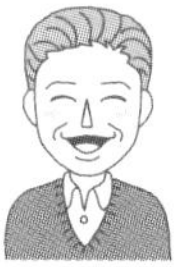

リュウさん（以下、リ）：佐藤先生、こんにちは。今日もお時間をいただいてありがとうございます。

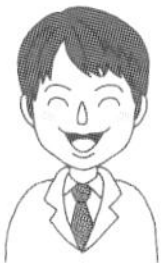

佐：こちらこそ、久々にお会いできて嬉しいですよ。

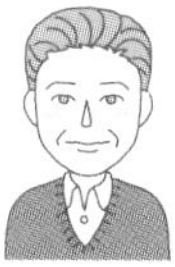

リ：あの後は、サボらずにリウマチ専門クリニックにしっかり通って、治療を続けています。

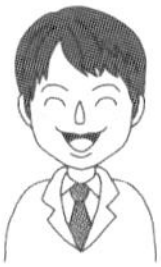

佐：それはよかったです！　先生は何とおっしゃっていますか？

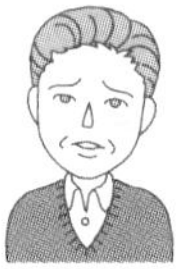

リ：「飲み薬を再開してもリウマチの勢いが強く、抑えきれない」と言われました。先生は、いまの飲み薬に加えて「注射の薬」も使ったほうがいいとおっしゃるんです。注射は正直、苦手なんですが…。

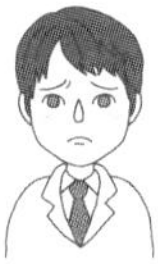

佐：なるほど、リウマチの進行が、思ったより進んでいるのでしょう。このまま放っておいて、関節の変形や破壊が進んでしまうと、手術が必要になってしまいます。その前に進行をなんとか食い止めたいところです。

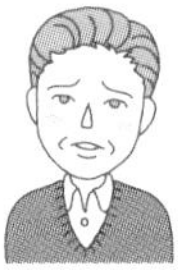

リ：そうですね、手術は注射よりもっと嫌だからな…。

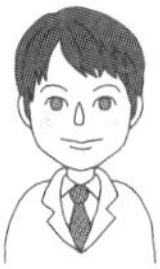

佐：リウマチは飲み薬を中心に治療することが多いのですが、最近では注射による生物学的製剤の投与に効果があることがわかってきました。とくに、リュウさんのようにリウマチの進行が早く、飲み薬でなかなか抑えられない場合に効果が

あると言われています。治療の効果が出てくれば、苦手な注射も慣れるはずです。

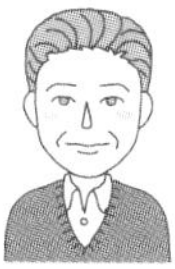

リ：そうか…。先生がそうおっしゃるなら、思い切ってやってみます！

2カ月後、再び近所のカフェで…

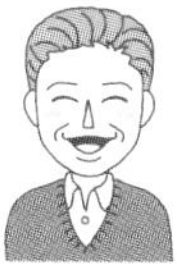

リ：どうもこんにちは！

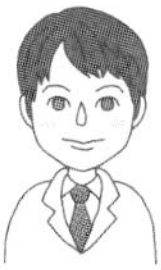

佐：リュウさん、どうも。…あれ？　なんだか以前よりお元気そうに見えますよ！

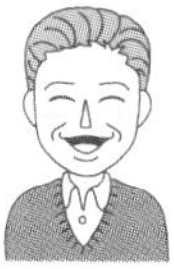

リ：先生のおっしゃる通り、注射の薬を始めたら、しっかりとした効果を実感しています！

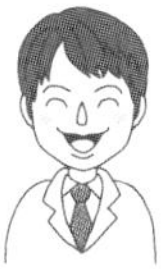

佐：おお！　それは本当に良かったです。注射は苦手だとおっしゃっていましたが、慣れましたか？

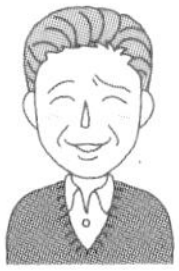

リ：ええ、なんとか（笑）。苦手は苦手ですが、リウマチがよくなっていくことの喜びのほうが勝ちますね。

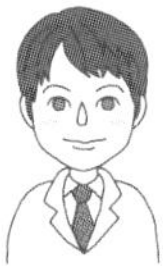

佐：それは本当に良かったですね。薬はもちろんですが、毎日の生活習慣も整えながら、寛解に向けて治療をしていってくださいね。

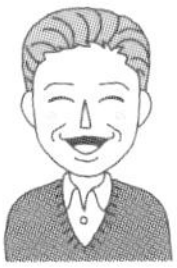

リ：先生、本当にありがとうございます！　まだまだ孫とも遊びたいし、人生を謳歌したいので、回復の兆しが見えてきて、涙が出ちゃいますよ～（笑）。

解説

これまでのリウマチ治療薬は、飲み薬が一般的でしたが、最近では注射による治療も普及しつつあります。

リウマチの原因となる部分に直接働きかけることができ、また妊婦さんや、腎臓や肝臓が悪くて飲み薬が使えない方にも使えて、今までの飲み薬で抑えきれなかったリウマチの方をさらによくすることが期待できる、画期的な治療薬です。

この治療薬を用いて、リウマチ専門医のもとで適切な治療を行えば、寛解をめざすことができます。

リウマチと診断されてからの治療で一番大切なことは、リウマチという病気を前向きに受け入れ、主治医の先生やご家族と一緒に、前向きに治療を継続し、リウマチの良い状態を維持して今まで通りの生活を実現することです。

ぜひ、リュウさんとご自身の状況を重ね合わせて考えてみてください。

ポイント 進化するリウマチ治療～注射による「生物学的製剤」の投与～

生物学的製剤は、生体から生成された物質を薬物として注射して使用するものです。この生物学的製剤は、リウマチの最新治療薬として、現在とても注目されています。今使っている飲み薬に上乗せするのが、この注射の薬になります。今までの薬に注射を加えることで、飲み薬だけでは抑えきれなかったリウマチをよくすることができ、より多くの方が寛解をめざせるようになりました。

生物学的製剤は、リウマチの原因に直接働きかけ、関節の炎症や痛みを抑えるだけでなく、関節の変形を抑える効果があることがわかっています。

症状によっては、注射に加えて飲み薬も処方することもあります。

また、「副作用が大きいのではないか」と心配する人もいますが、注射は飲み薬とは違い、内臓への負担が少ないのも特徴です。飲み薬は肝臓や腎臓に負担がかかるのですが、注射ではあまりそのようなことがありません。なかには、妊婦さんも使えるような注射もあります。

このように、注射は身体への負担が少なく、飲み薬では抑えにくい症状にも効果があるため、リウマチの最新治療法として注目が集まっています。

昔は生物学的製剤も点滴だったので、何時間も病院で点滴しなくてはならなかったのですが、今は家で自己注射できるので便利になりました。

ちなみに、注射の使用は認知症がある人の場合、覚えるのが大変ですので、まずは患者さんのご家族など、まわりの人にも使い方を覚えていただいています。

また、高齢で腎臓や肝臓が悪く、飲み薬では身体に負担が大きいという人には、注射が合っている場合もあります。

ちなみに、注射の向き不向きに、性別は関係ありません。

ポイント 注射はいいものなのに、なぜ広がらないのか？

注射の薬はリウマチにとてもよく効く薬なのですが、バイオテクノロジーを駆使した、製造が大変な薬なので、値段が飲み薬に比べて高いのがネックです。

最近では、バイオシミラーという後発品が少しずつ出来ていて、値段が従来の6割ぐらいに抑えられるものも出てきています。

今後、もっと多くの種類の注射の薬にも、こうした後発品が出てきてくれることを期待しています。

Q　生物学的製剤を使えない人はいますか？

A　現在重い感染症にかかっている方、重い心臓病、特殊な神経の病気の方には使うことができません

患者さんが注射をできるかどうかの判断は、事前の血液検査やレントゲンなどから医師が判断します。

感染病に関しては、事前の検査をして、感染病のもととなるウイルスを除菌して対応できる場合もあります。

30代くらいの若い人もリウマチになることがありますが、先述したように、いまでは妊娠・出産に影響の出ない薬も出てきたので、投与が可能です。

Q　費用はどれくらいかかりますか？

A　一番高いもので、1本4万円程度。ジェネリックでは、1本5500円程度のものがあります（＊ともに保険料3割負担。価格は2020年時点のもの）

生物学的製剤は、化学反応で合成する普通の錠剤の薬と違って、生き物が合成するので全く同じものができません。そのため、ジェネリックではなく、**バイオシミラー**と呼ばれています。バイオシミラー薬品は実際の先発品と効果の差がないことを、たくさんの人に使っていただき、実験したうえで発売されています。

リウマチの薬物治療は長期に及ぶこともあるため、経済的な負担も考えたうえで、医師に相談しながら治療法を選ぶとよいでしょう。

医療費については、同月にかかった医療費の自己負担額が一定の金額を超えた場合、あとで払い戻しができる「高額療養費」という制度があります。このような制度も、事前に調べておくとよいでしょう。

Q　日本では、何種類の生物学的製剤の使用が認められているのですか？

A　現在、日本で8種類の使用が認められています（レミケード、エンブレル、ヒュミラ、シンポニー、シムジア、アクテムラ、ケブザラ、オレンシア）

これらの生物学的製剤をどう使い分けるかは、リウマチのどの働きを制御するかによっても変わってきます。

具体的には、①TNF阻害療法、②IL－6阻害療法、③T細胞阻害療法の3種類に分けられます。それぞれの安全性については大きな違いはありませんが、どの製剤でも感染症のリスクはなくなりません。

それぞれの薬剤の長所や短所について、事前に医師に説明を仰ぎ、納得したうえで治療に入ることをおすすめします。

ポイント リウマチの治療の感染症に注意！

リウマチの治療薬には、免疫を抑制したり調整したりする成分が含まれています。ただ、薬によって自己免疫力が下がってしまうものもあるので、感染症にかかりやすくなる可能性はあります。

どちらかといえば、もともと身体のなかにある結核やB型肝炎・C型肝炎、帯状疱疹、カビなどは、リウマチ治療薬で自己免疫が下がったことをきっかけに、症状が出てくることがあります。

そのため、リウマチ治療に入る前に、血液検査やレントゲン検査を行い、結核やB型肝炎、間質性肺炎などの罹患の有無を確認し、細心の注意のもとで治療に入っていきます。これらの病気にかかったことがあったり、家族に罹患経験者がいたりする場合は、事前に医師に共有しましょう。

治療中も定期的にレントゲンや血液検査を行い、感染症の疑いがないかどうかを確認することが大切です。

Q　薬は一生飲み続けなければならないのですか？

A　ケースバイケースですが、一生飲み続けるのが基本になります

リウマチの薬に関しては、基本はリウマチを再発させず、関節の変形が進行しないように、薬は同じ量を継続することとなっています。やめるのは、がんや他の大きな病気などトラブルが発生した場合のみです。薬をしっかり継続して、リウマチが良い状態（寛解）を維持することが何より大切だからです。

その上で、主治医の先生とご相談し、リウマチが長期間ばっちり治まっている場合には減量を検討できる可能性があります。

それでも、減らすと関節が腫れてリウマチがぶり返すこともあるので、少なくとも自分の判断で薬を減らしたりするのは止めましょう。

ポイント　リウマチ治療中の生活習慣について

リウマチを改善させるには、治療だけでなく生活習慣を整えることが大切です。日常生活では、十分な睡眠をとり、お酒はなるべく控えましょう。ゆったりとした気持ちで過ごすことも大切です。

ここでは、治療中に気をつけたいポイントをまとめました。

日常生活の主な注意点

- □夜更かしをせず、6～7時間程度の十分な睡眠をとる
- □お酒の飲みすぎには注意し、バランスのよい食生活を送る
- □腹八分目を心がける
- □甘いものは控える
- □水分も1日1・5リットル程度たっぷり摂る（医師から制限されている場合は別）

□夏場の冷房下ではホットパットなどを使って関節を冷やさないようにする
□タバコを控える
□歯磨きと、定期的な歯科受診で歯周病の予防ケアをする
□30分以上うつむいて作業しないようにする。PC作業などは適宜休憩をはさむ
□買い物はキャリアーを使うなどして、物を運ぶ際は関節に負荷をかけないようにする
□負担がかからない程度に関節を動かす
□痛み止めの薬の使い過ぎに注意する（腎臓や肝臓に負担がかかるため）

まずは、食事・睡眠・運動のバランスを整えることが大切です。

治療中の食事に関しては、「リウマチにはこの食べ物がよい」というものはなく、バランスよく食べることが大切です。痛みがあると活動量が落ち、太ってしまう人が少なくありません。太るとひざなどに負担がかかるので、食べすぎには注意しましょう。


加えて、睡眠不足や生活習慣の乱れは、免疫が作用してリウマチの症状を悪くしてしまうことがあります。

たとえば、仕事などが忙しくて睡眠時間が減ると、症状が悪化してしまうことも…。6

〜7時間程度の睡眠はしっかり確保し、規則正しい生活を送りましょう。免疫低下による感染症予防の観点でも、睡眠は大切です。

運動は、ある程度筋肉が保てるくらいの強度のものを適度に行いましょう。ストレッチなどの軽めのものが最適です。やりすぎるとリウマチの細胞が悪さをしてしまうためです。本書の次章で紹介する「**リウマチ体操**」もおすすめのひとつ。ぜひお試しください。

健康番組で「スクワットが効果的だ」と放送されたことで、スクワットをやりすぎてひざが腫れてしまったという人もいます。元気な人なら問題ありませんが、リウマチなどの持病があると、その患部に腫れなどの症状が出やすいのです。ですから、とくに痛みがある場所やリウマチの症状がある場所については加減をしたほうがいいでしょう。

もしも「10回やりましょう」という場合は、「5回やるくらい」に抑えるのがちょうどよいかもしれません。運動したことで痛みが悪化するような場合は、やり過ぎです。止めるようにしましょう。

Q　膠原病《こうげんびょう》とリウマチは何が違うのですか？
A　厳密に言うと、リウマチは膠原病の一種です。膠原病の出る部位によって病気の名前が変わります

膠原病は、免疫細胞が間違って自分を攻撃してしまうものです。そのような病気をまとめて膠原病と呼んでいます。

よく患者さんから、「わたしは膠原病ですか？　リウマチですか？」と聞かれることがありますが、リウマチは膠原病の一種なので、どちらかということはありません。

免疫の細胞のなかにも、リンパ球や好中球《こうちゅうきゅう》などの種類があり、どの免疫の細胞が暴れてしまうのか、どこの部位に症状が出るかによって、病気の名前が決まってきます。ちなみに、膠原病で圧倒的に多いのはリウマチですから、名前を知っている人が多いのでしょう。

膠原病の中には、入院しての治療が必要な血管炎、皮膚筋炎というものもあります。

一方で、リウマチのように外来での治療がピッタリのものもあって、一言で膠原病とい

っても重症度にはばらつきがあります。

そのため、外来での診療が適しているリウマチの方が、入院施設のあるような大きな病院を受診してしまうと、大きな病院の外来がパンクして、本来大きな病院での診療が望ましいリウマチ以外の膠原病の方が受診できなくなってしまいます。

そのため、関節以外に症状がないようなリウマチの方はリウマチ専門クリニックを受診し、リウマチ以外の膠原病の方や、リウマチの他に大きな病気も抱えていたり、感染症を繰り返されているような方は大きな病院を受診するというのが、みんなが喜ぶ役割分担になるのかなと思います。

ポイント 必要とされる「街のリウマチ専門クリニック」

リウマチで大学病院に行く患者さんは珍しくありません。

リウマチは早期発見・早期治療ができれば、外来で十分な病気です。そういった患者さんまで大学病院のような大きな病院に集まると、本当に入院が必要な患者さんを診られなくなってしまうことがあります。

実際に大学病院の先生に聞くと、「外来にたくさんの人が訪れて疲弊している状態」なのだそうです。「リウマチなら大学病院」というイメージがまだありますが、いずれは街のクリニックでもしっかり診られる状態をつくることが大切だと、私は考えています。

現状は、医療が追いついていないため、不安になって大学病院に戻ってしまう患者さんが多いのでしょう。

COLUMN

お酒やコーヒー、紅茶はリウマチによくない？

Q：家族にリウマチの人がいるので、自分もリウマチにならないか心配です。お酒やコーヒーがリウマチに影響があると聞いたのですが、本当なんでしょうか？

A：リウマチとはっきり関係があると言われているのは「タバコ」と「歯周病」です。その他では「コーヒーはリウマチを発症する可能性がありそう。紅茶や緑茶、お酒はリウマチの発症には関係なさそう」と海外での大規模な研究で報告されています。ただコーヒーを止めたほうが良いとまでは結論が出ていないので、参考程度にしてください。

リウマチが発症する原因は１つではなく、遺伝や周りの環境など色々な原因が積み重なっていると言われています。子供の頃にやった○×ゲームのように、○や×が３つ並ぶとリウマチを発症するようなイメージでしょうか。

環境の原因として一番言われているのは、なんといっても「タバコ」「歯周病」です。

「タバコ」を吸っている人の肺の中では、リウマチを引き起こす原因になるCCP抗体が増えていることがわかっており、特に男性のリウマチの方にはこの傾向が目立ちます。また「タバコ」は、リウマチを引き起こす原因になるだけでなく、脳梗塞や心筋梗塞の原因になる動脈硬化を起こしたり、体のあちこちのがんの原因にもなるので、禁煙をしていただくことがおすすめになります。

「歯周病」を起こす菌の中に、リウマチの原因となるCCP抗体がつくられるきっかけになるものがいます。そのため、「歯周病」があるとリウマチを発症しやすくなることや、リウマチが悪化する可能性が言われています。リウマチの治療とあわせて、歯医者さんでの定期的な歯周病ケアがおすすめです。

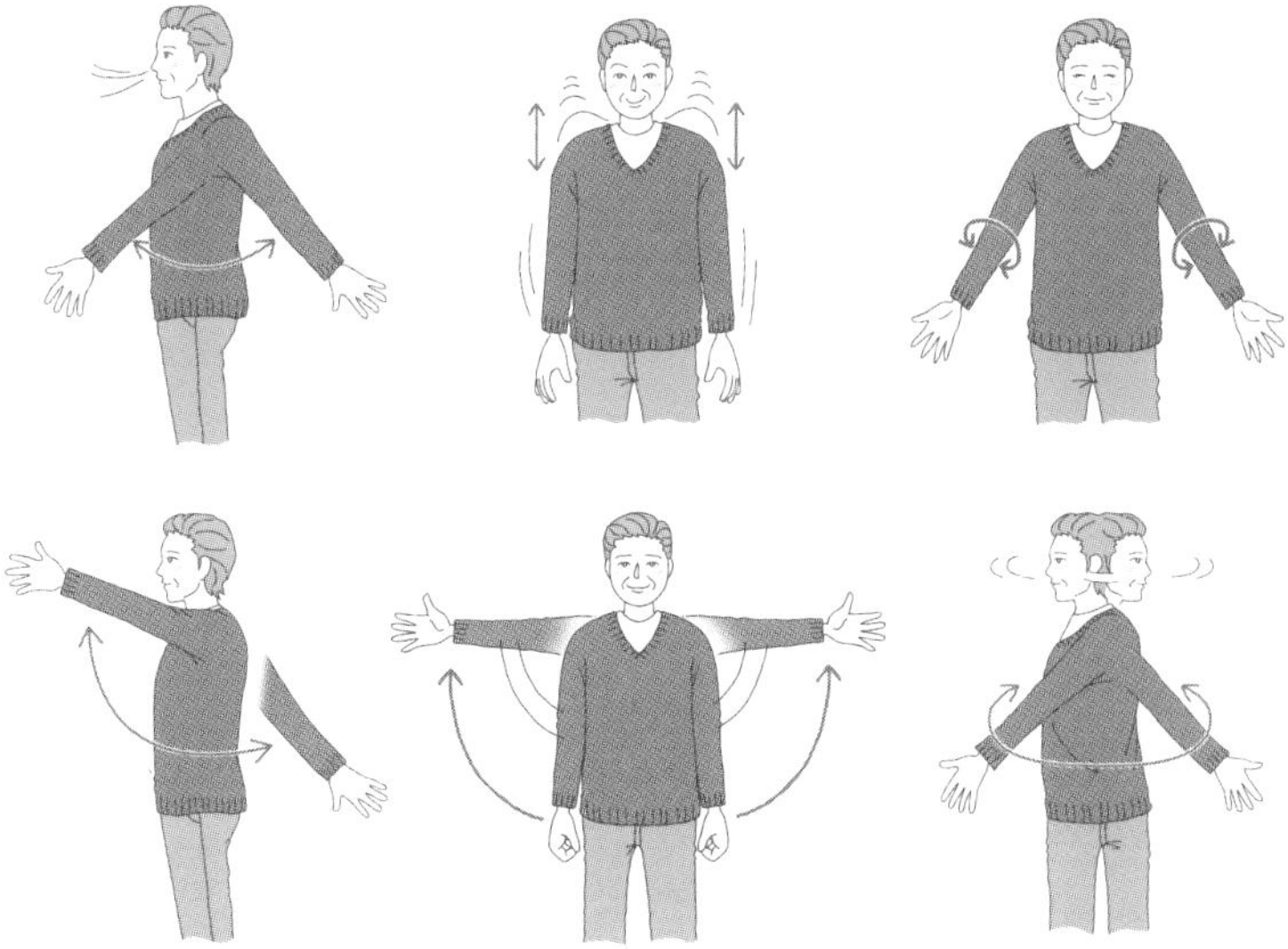

1日1回！リウマチ体操

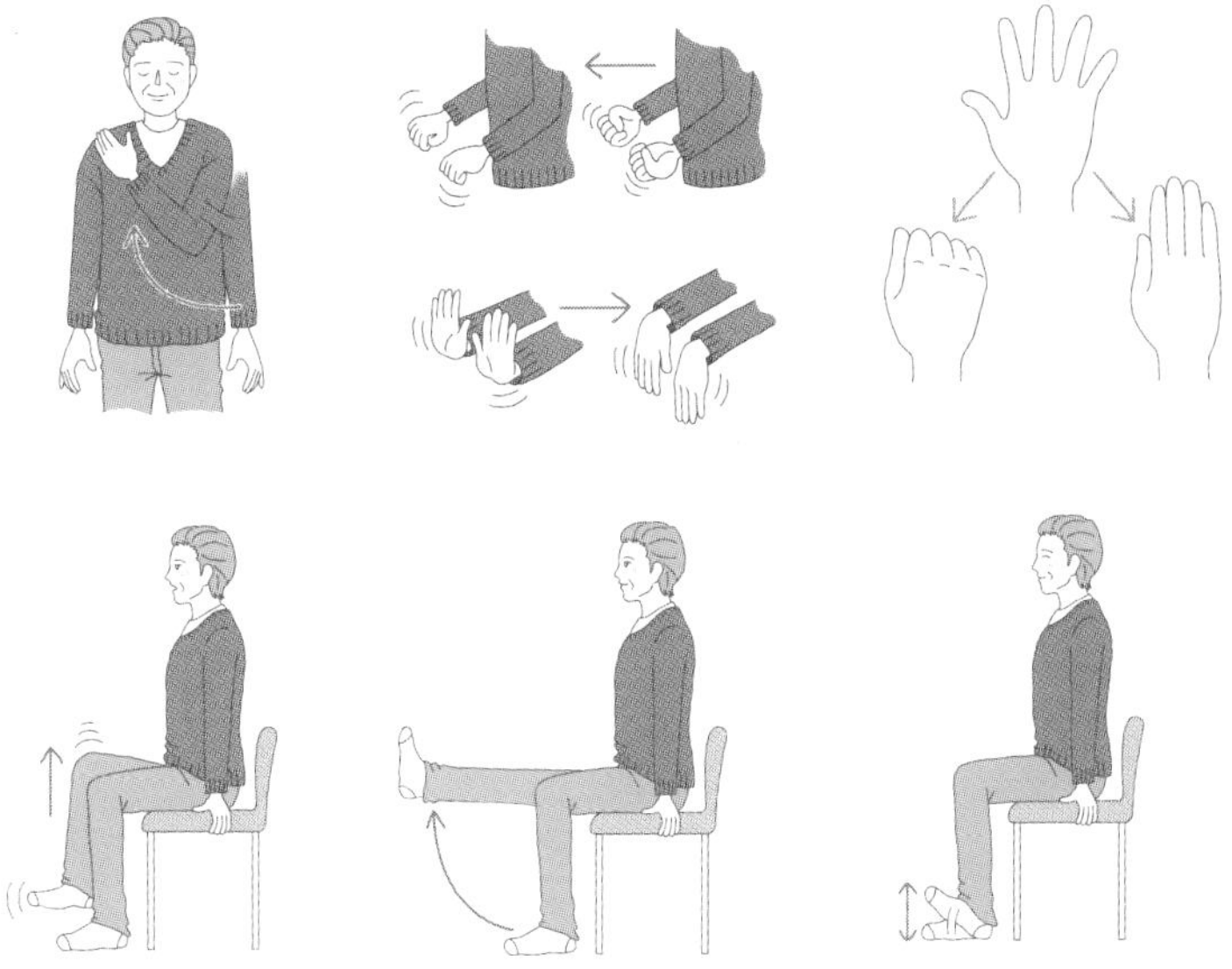

関節を1日1回程度動かすことが、
リウマチの進行や発症の予防につながると言われています。
ただし、必要以上の負荷をかけたり、
痛みがあるのに無理して動かすと
症状を悪化させてしまうことがあります。
無理なく動かせる範囲で行いましょう。

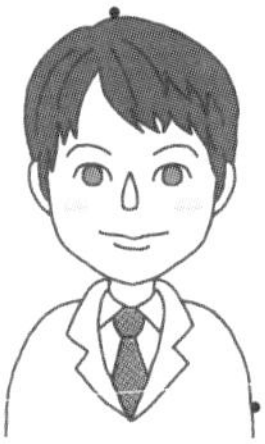

効果を出すリウマチ体操のポイント

1　関節が動く範囲をしっかり動かす

関節の状態は人それぞれ。「ここまで動かす」という決まりはありませんが、いま動かせる範囲をしっかり動かすようにしましょう。

2　痛みがあらわれる手前まで動かす

痛みや腫れがあるときに無理をして動かすのはNG。炎症を進めるもとになってしまい、関節によくありません。治まってから動かしましょう。

3　翌日に痛みや疲れが残らない程度に行う

頑張りすぎて疲れや痛みが出てしまうと、かえって関節に負担をかけてしまいます。疲れを溜めず、毎日続けることを目標にしましょう。

①深呼吸

背筋を伸ばし、腕を後ろへ下ろします。
同時に、胸を反らせながら大きく息を吸い、
腕を元に戻しながら吐きます。ゆっくり行いましょう。

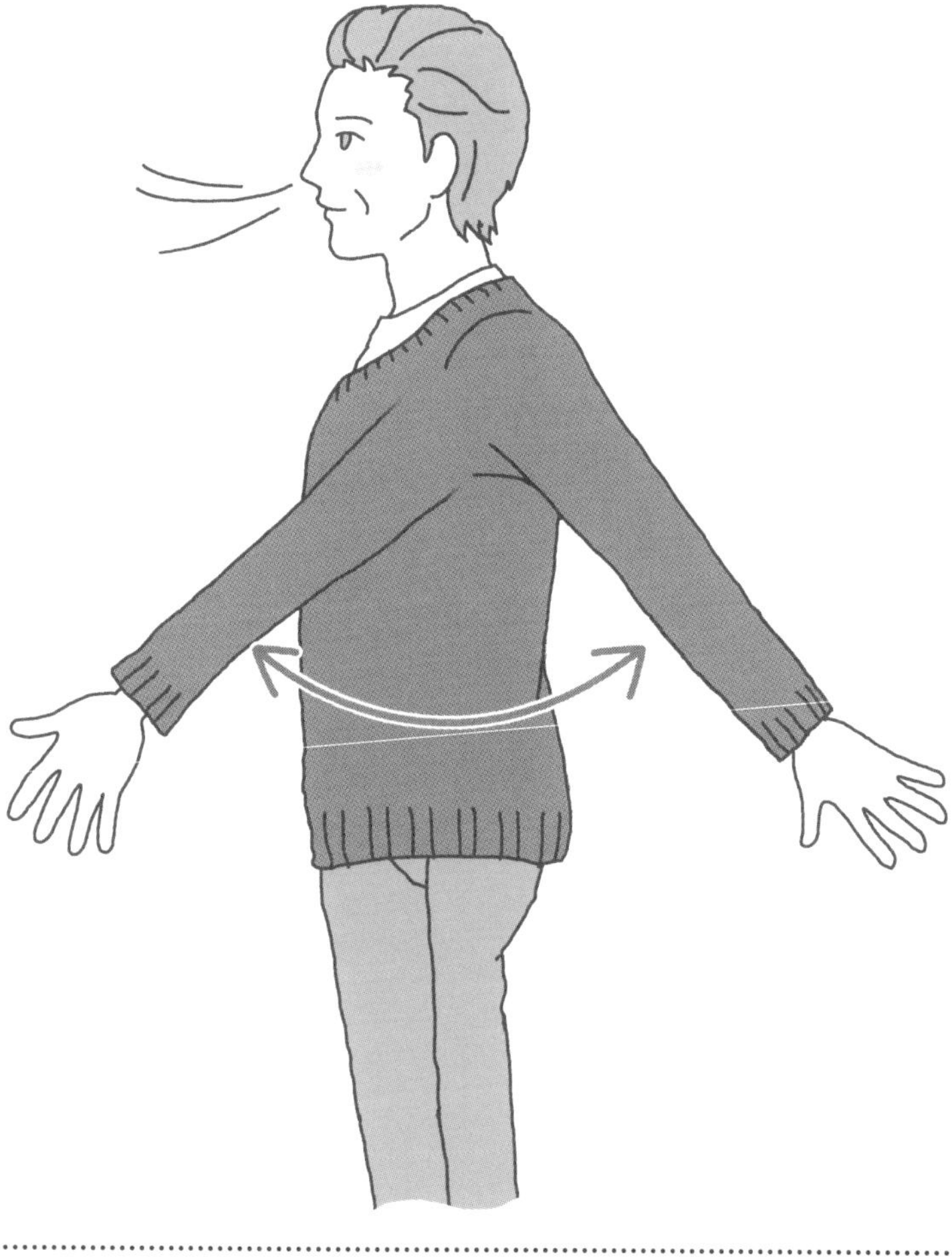

②肩の上げ下げ

両手を身体の横につけ、力を抜いて、
肩を上げ下げします。
肩周辺の筋力アップと、肩関節の可動域を保てます。

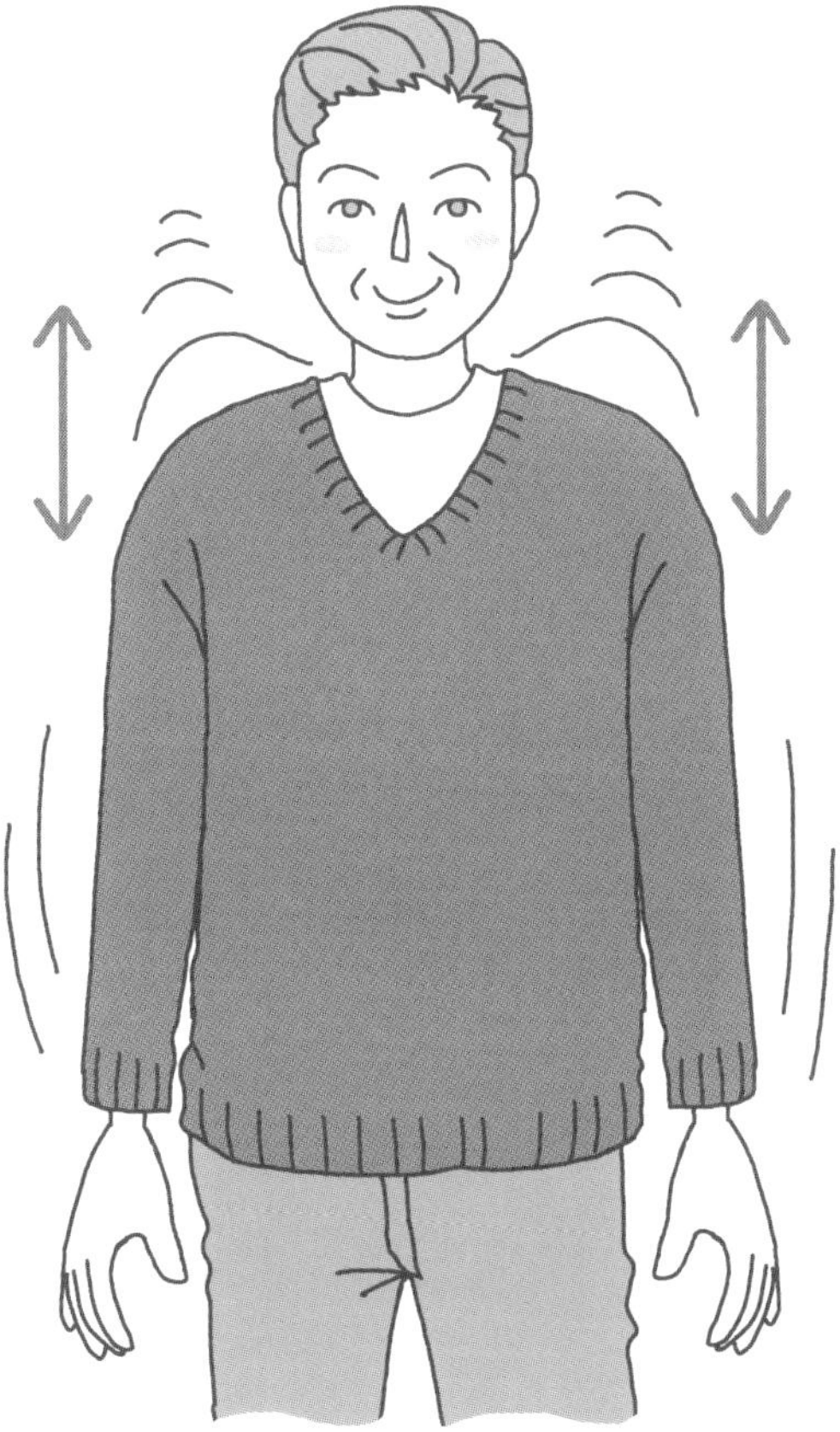

③肩をねじる

ひじを伸ばしたまま、両腕を少し開いて、
手のひらを前後に返しましょう。
肩関節の可動域を維持します。

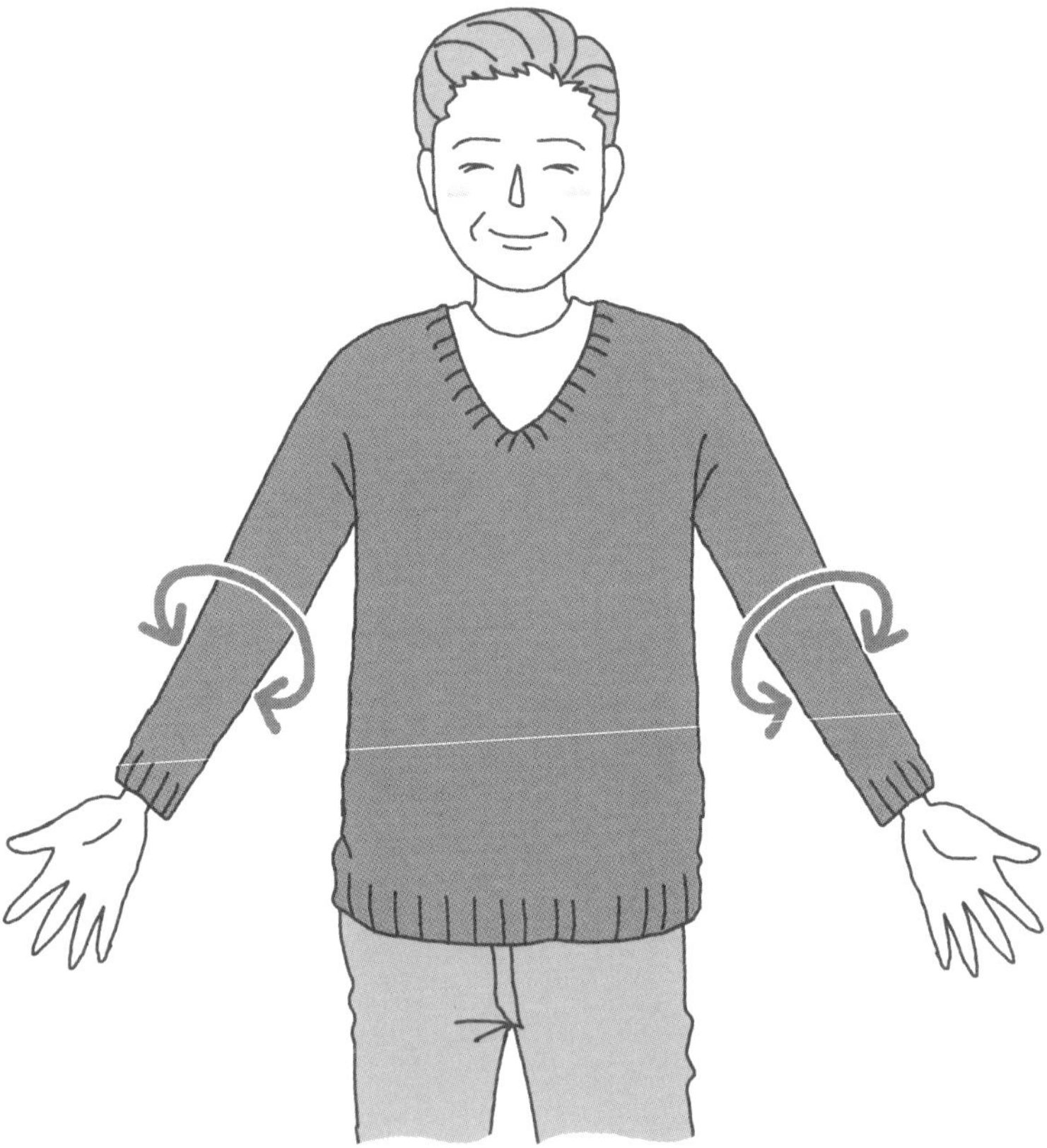

④腕の上げ下げ

背筋を伸ばして、両腕を前へ上げます。
次に、身体の後ろへ引きましょう。
腕の筋力アップと、肩関節の可動域を保つことに
つながります。

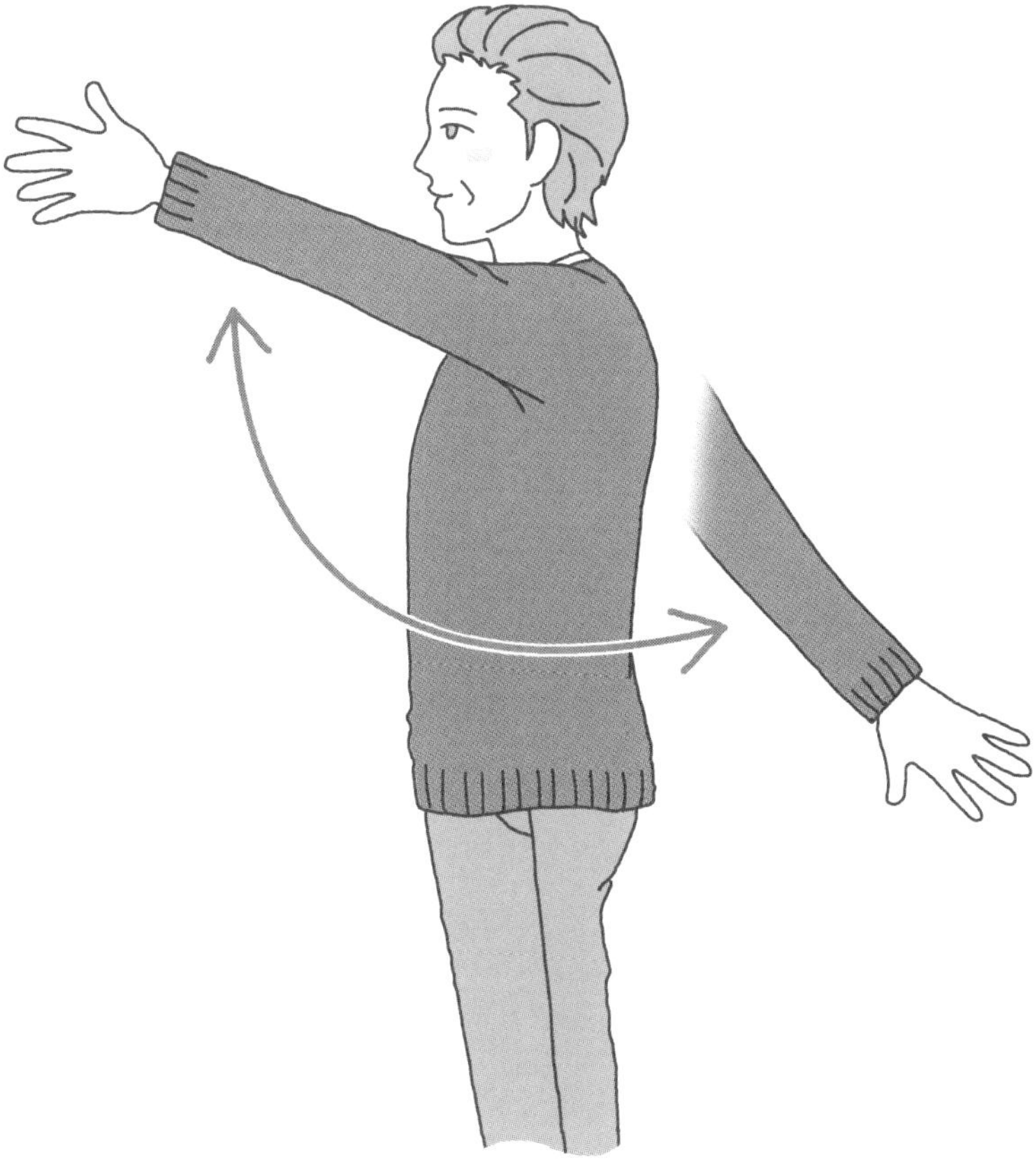

⑤腕を外側に動かす

腕を身体の横につけます。
遠くのほうに伸ばすようなつもりで、腰から上へ動かします。
腕の筋力アップと、肩関節の可動域を広げることができます。

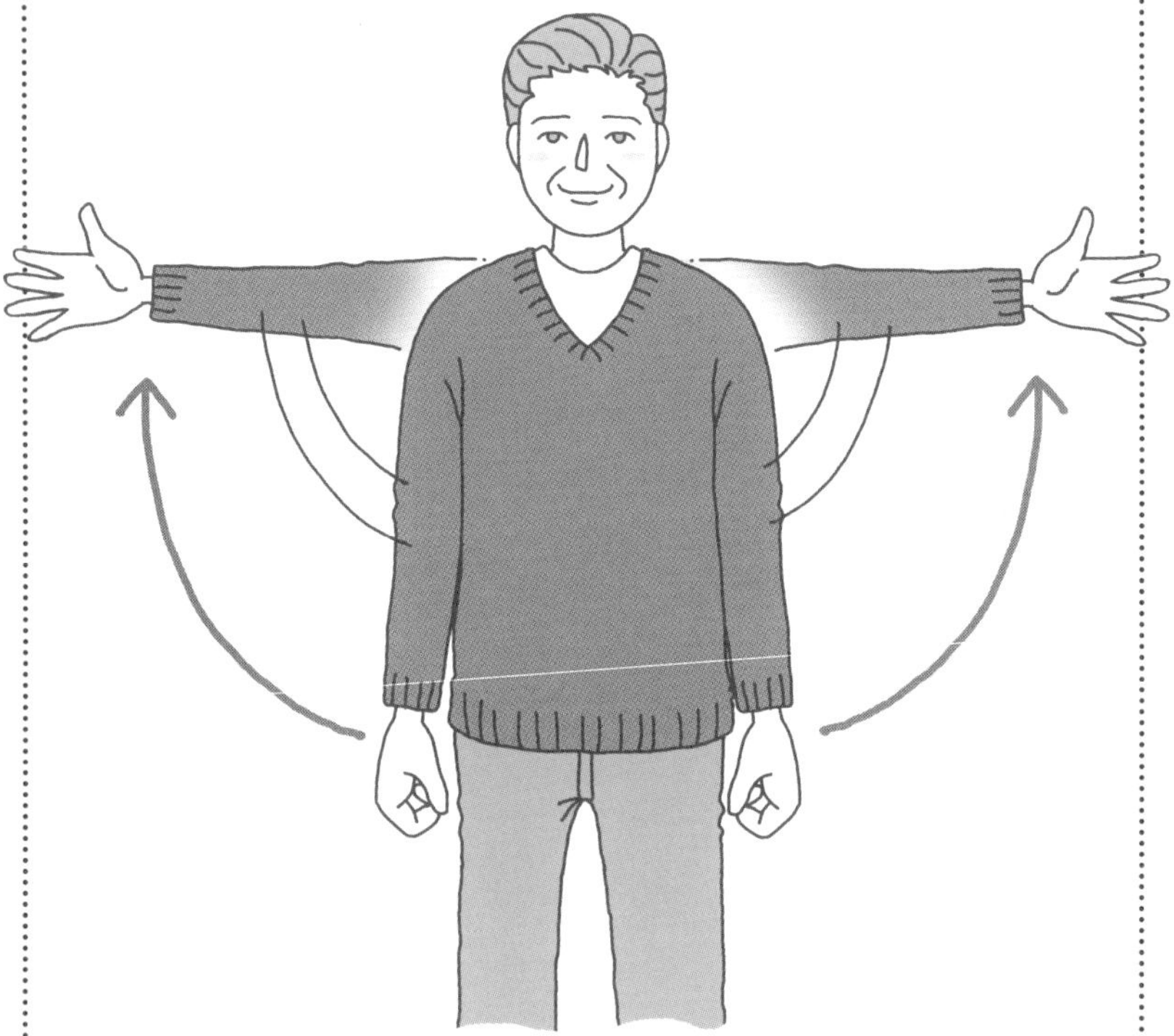

⑥身体を左右にねじる

「気をつけ」の姿勢から、
身体をゆっくりと左右交互にひねりましょう。
体幹の関節の可動域を保ちます。

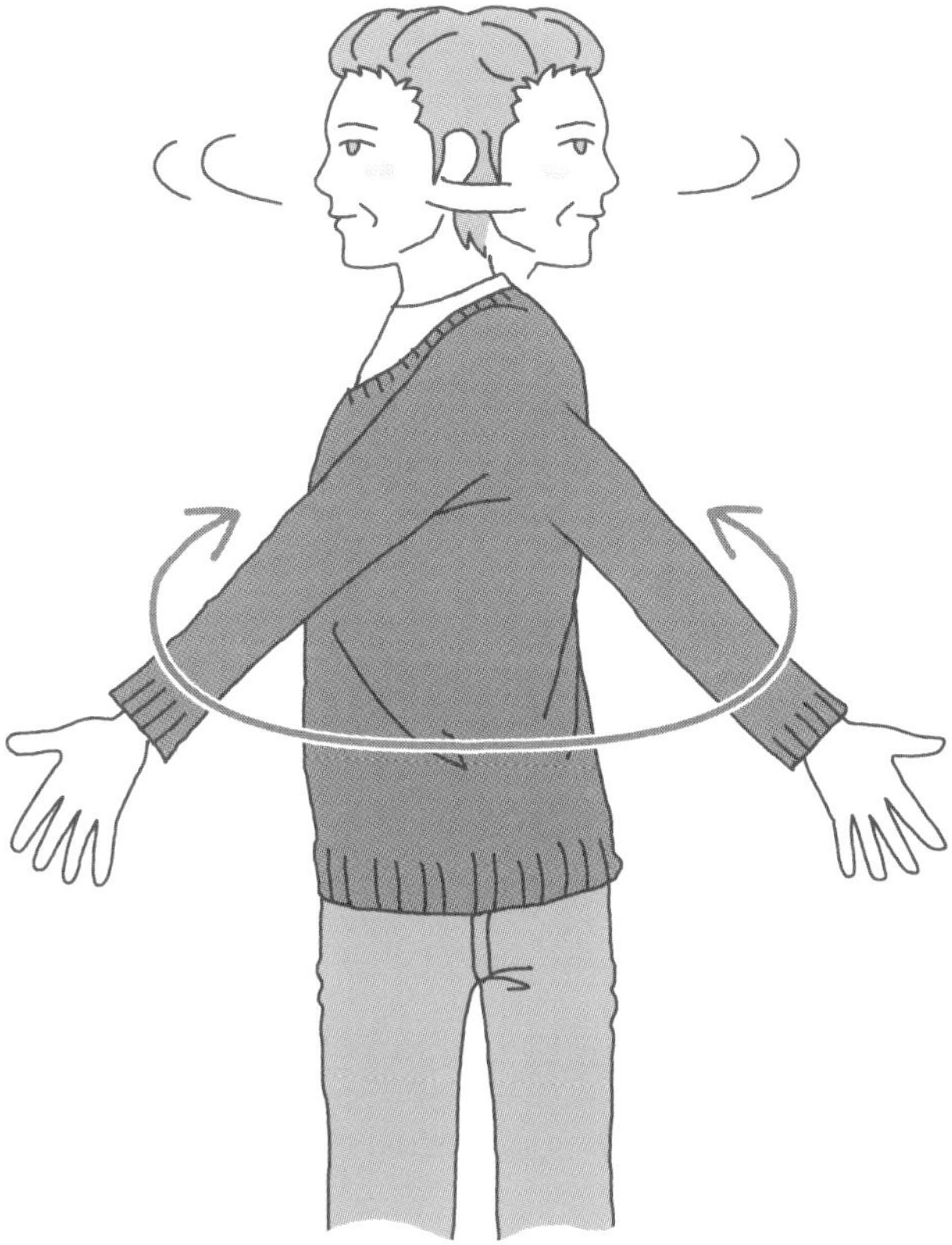

⑦ひじの曲げ伸ばし

「気をつけ」の姿勢から、
右手で右肩を、左手で左肩を触れるように肘を曲げます。
次に右手で左肩を、左手で右肩を触れるようにします。
これでひじ関節の可動域を維持しましょう。

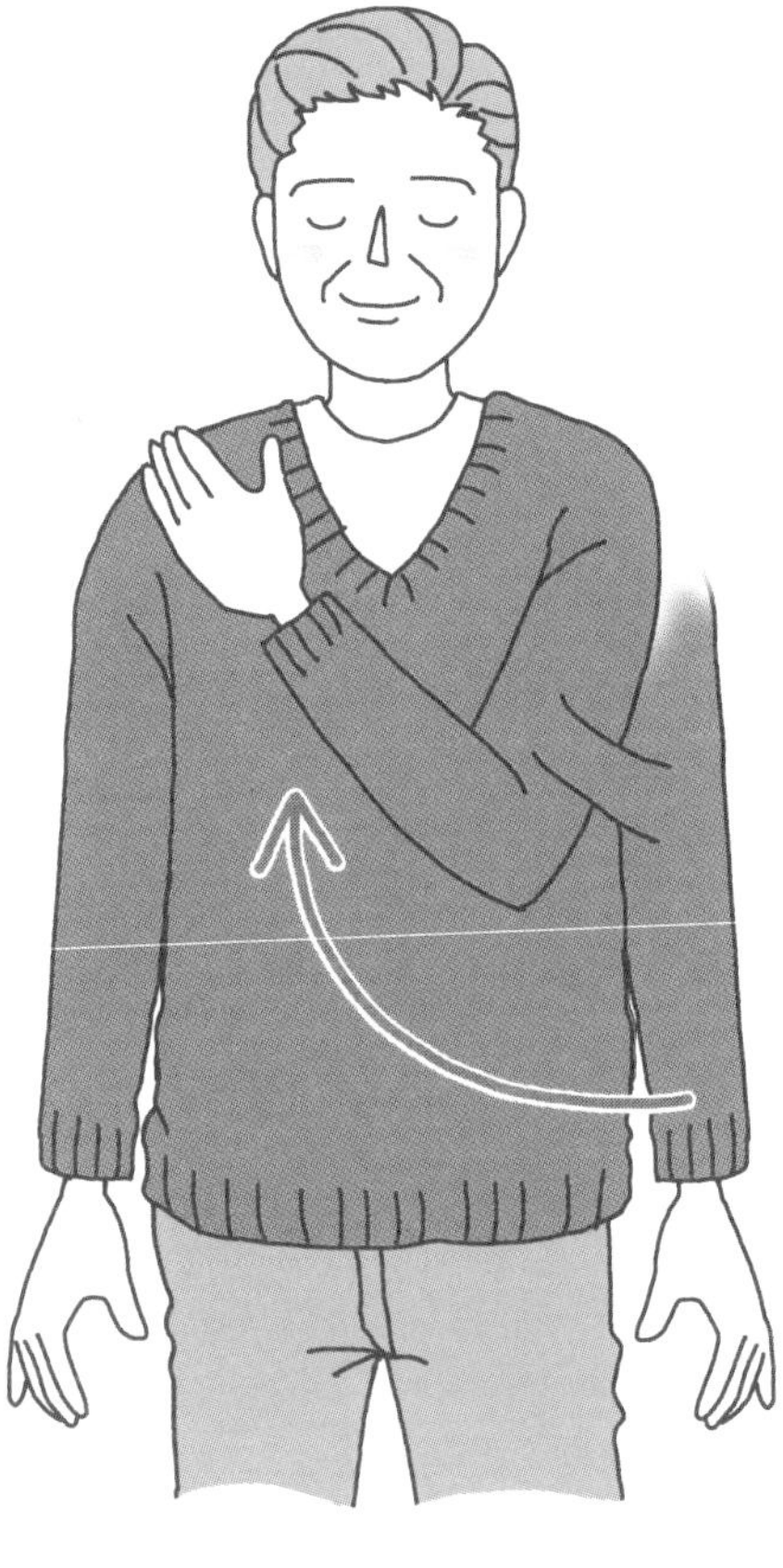

⑧前腕の回転・手首の運動

ひじを曲げて脇につけます。
前腕を回転させ、手のひらを上下に返します。
次に、手首を曲げ伸ばししましょう（机の上で行ってもOK）。
前腕の筋力アップと、手首の関節の可動域を
広げることにつながります。

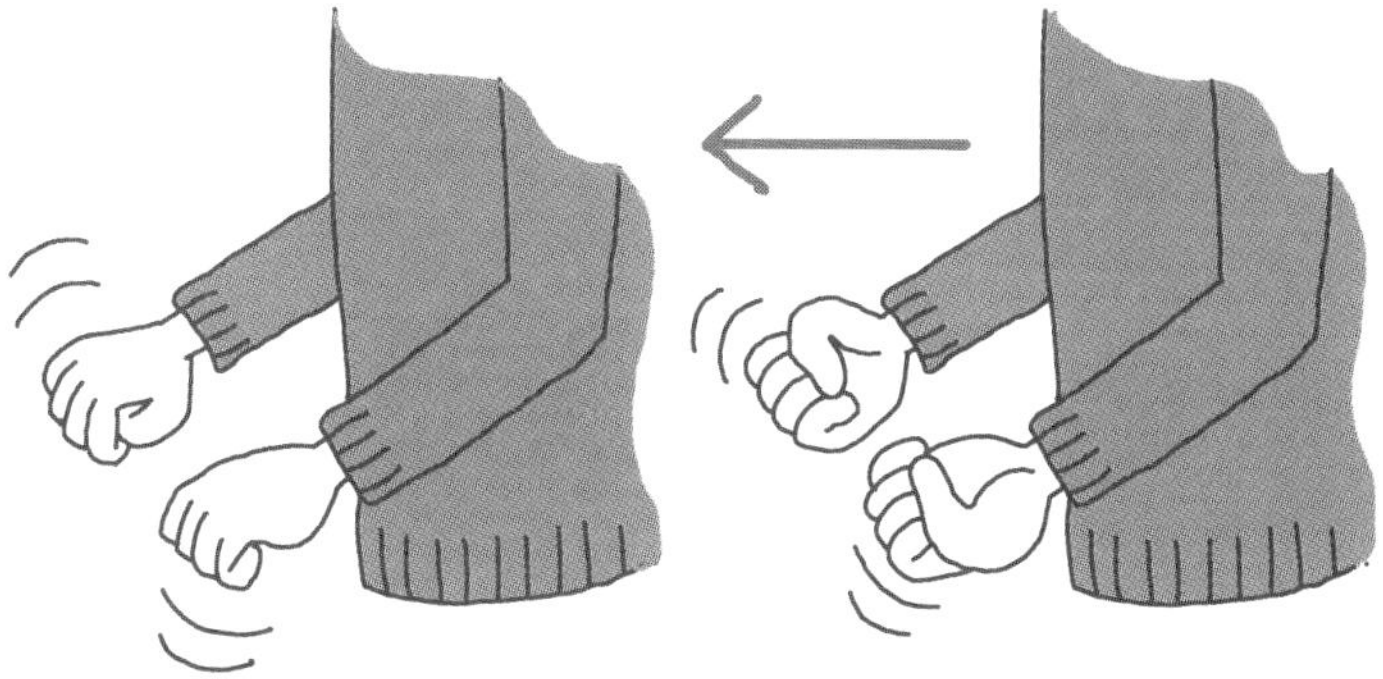

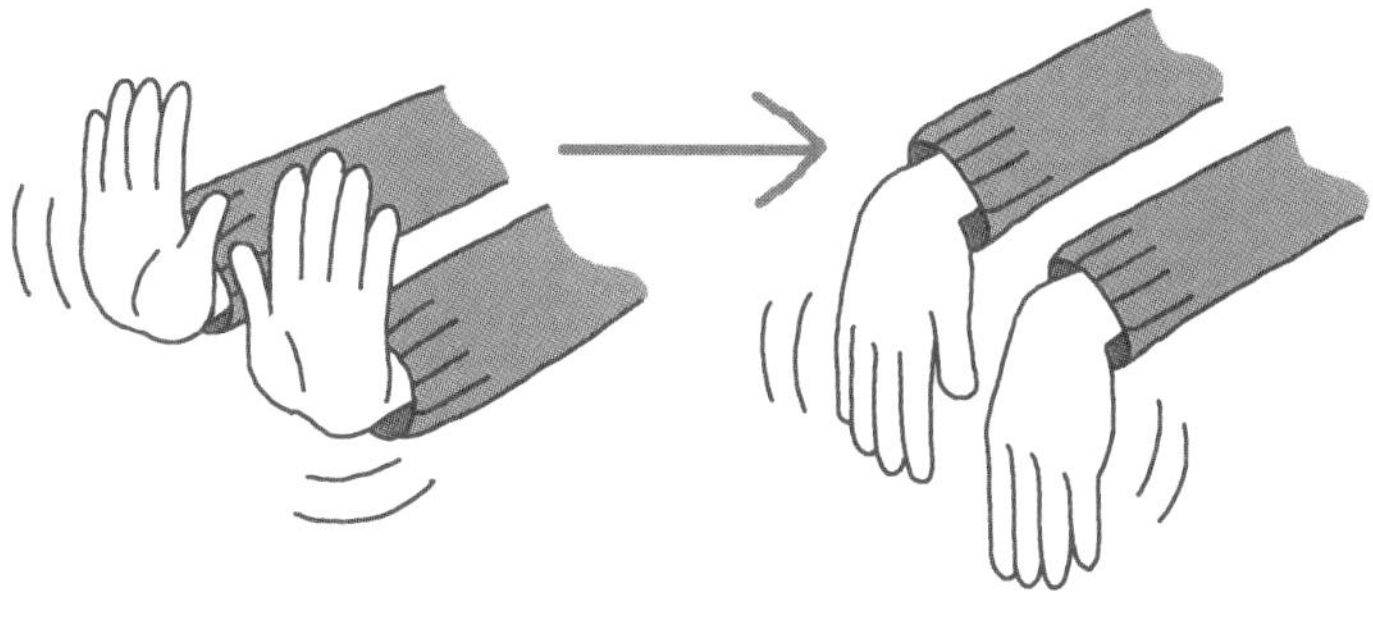

⑨手の指の運動

手を握ったり開いたりしましょう。
次に、指をそろえたり離したりします
（どちらも、できる範囲でＯＫ）。
手の指の関節の可動域を保ちます。

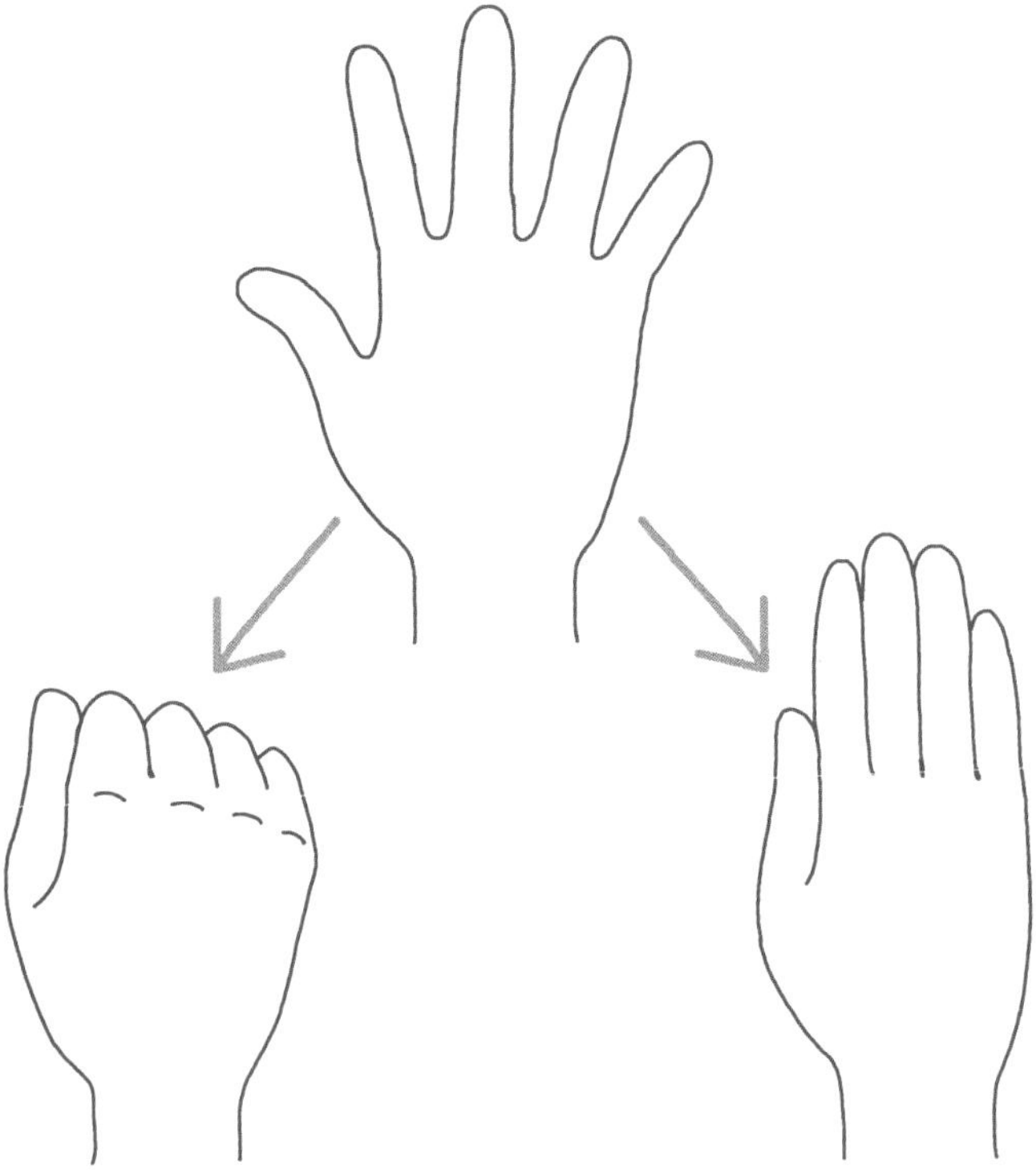

⑩股関節を曲げる

椅子に座って、ひざを交互に上げましょう。
これは股関節の可動域の維持につながります。
太ももの筋力アップにも有効です。

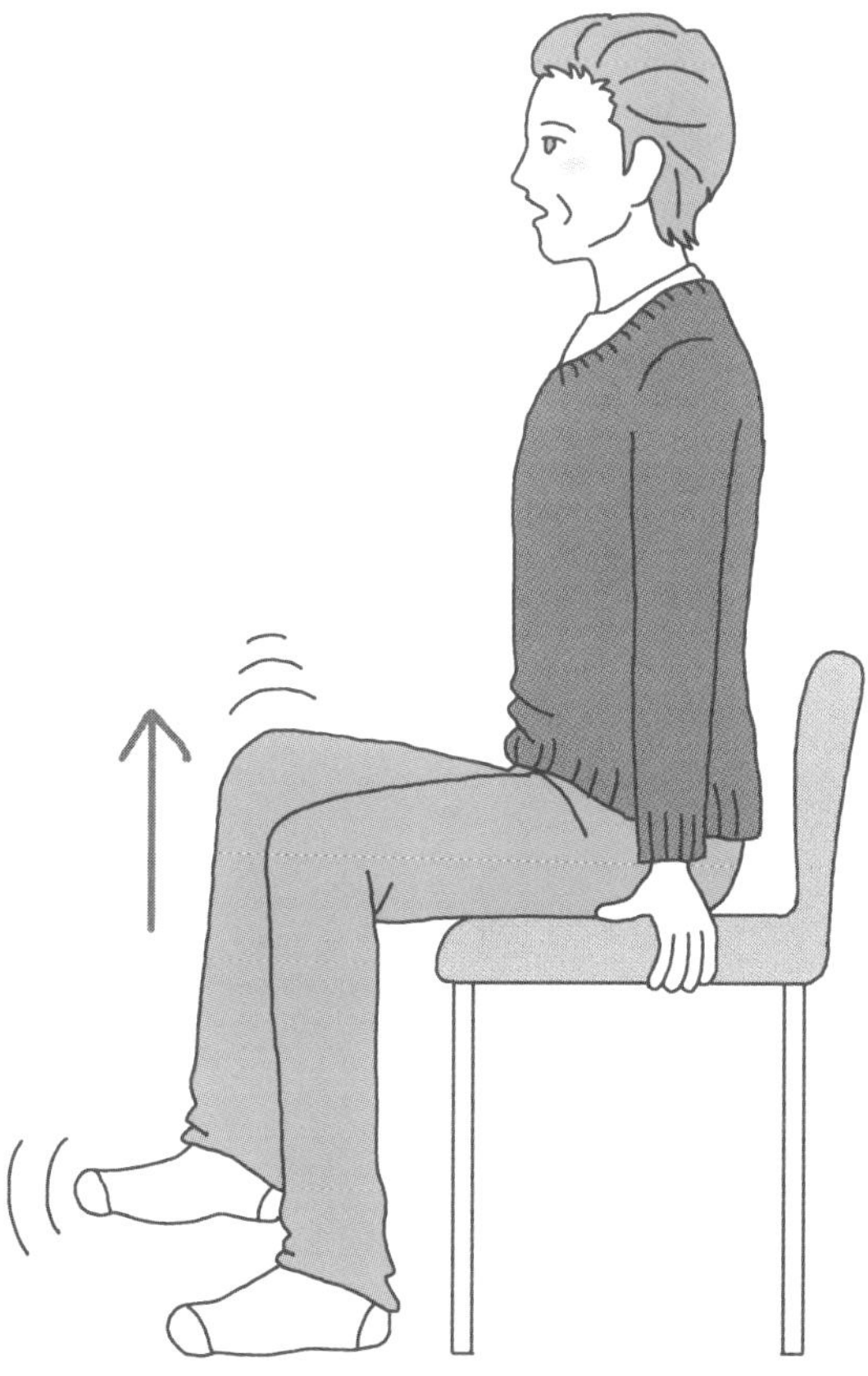

⑪ひざを伸ばす

椅子に座って、ひざを交互に伸ばしましょう。
股関節の可動域を広げられ、
脚の筋力アップにもなります。

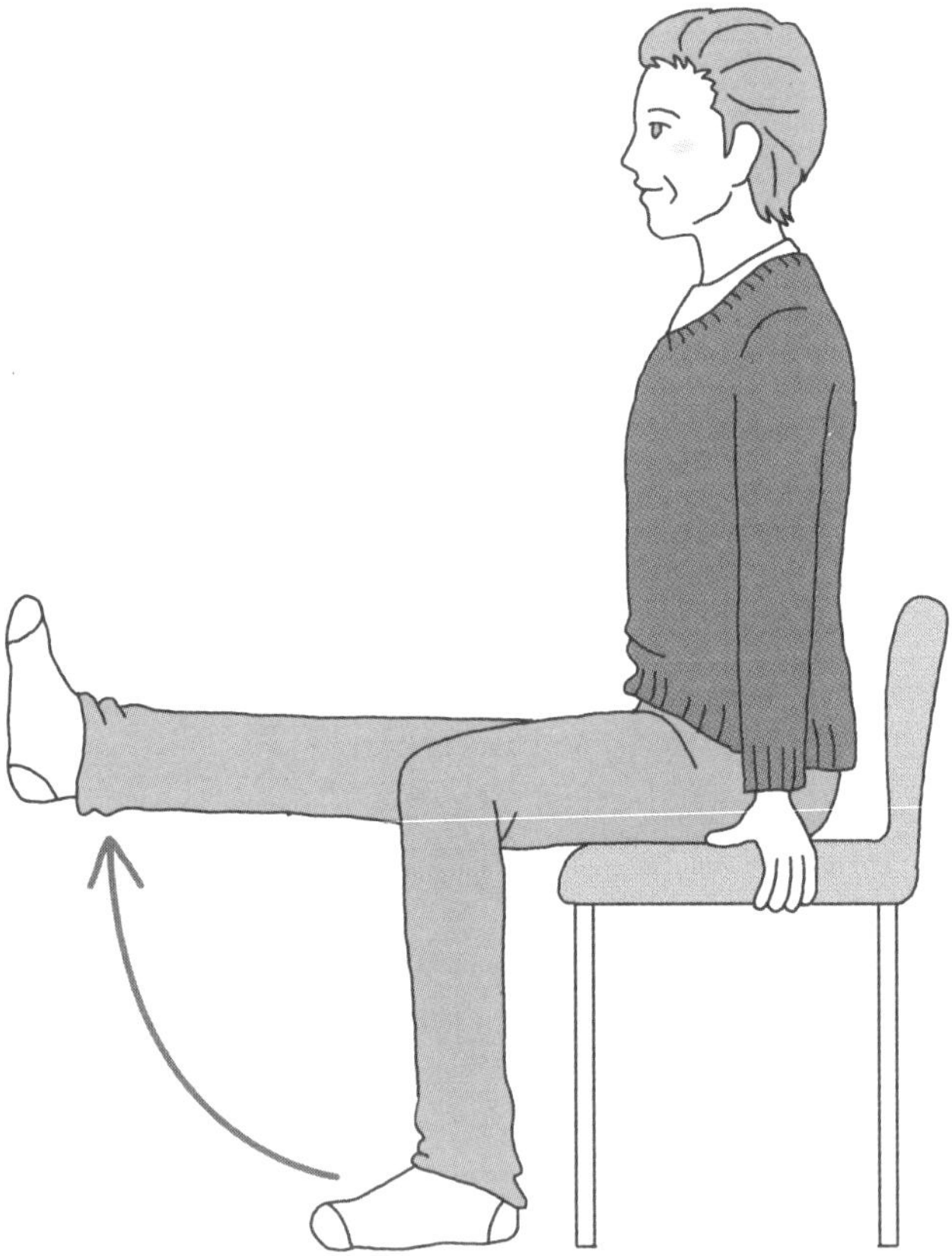

⑫足首の運動

**椅子に座って、かかとを床につけたまま、
つま先を床につけたり離したりしましょう。
足首の関節の可動域を維持できます。**

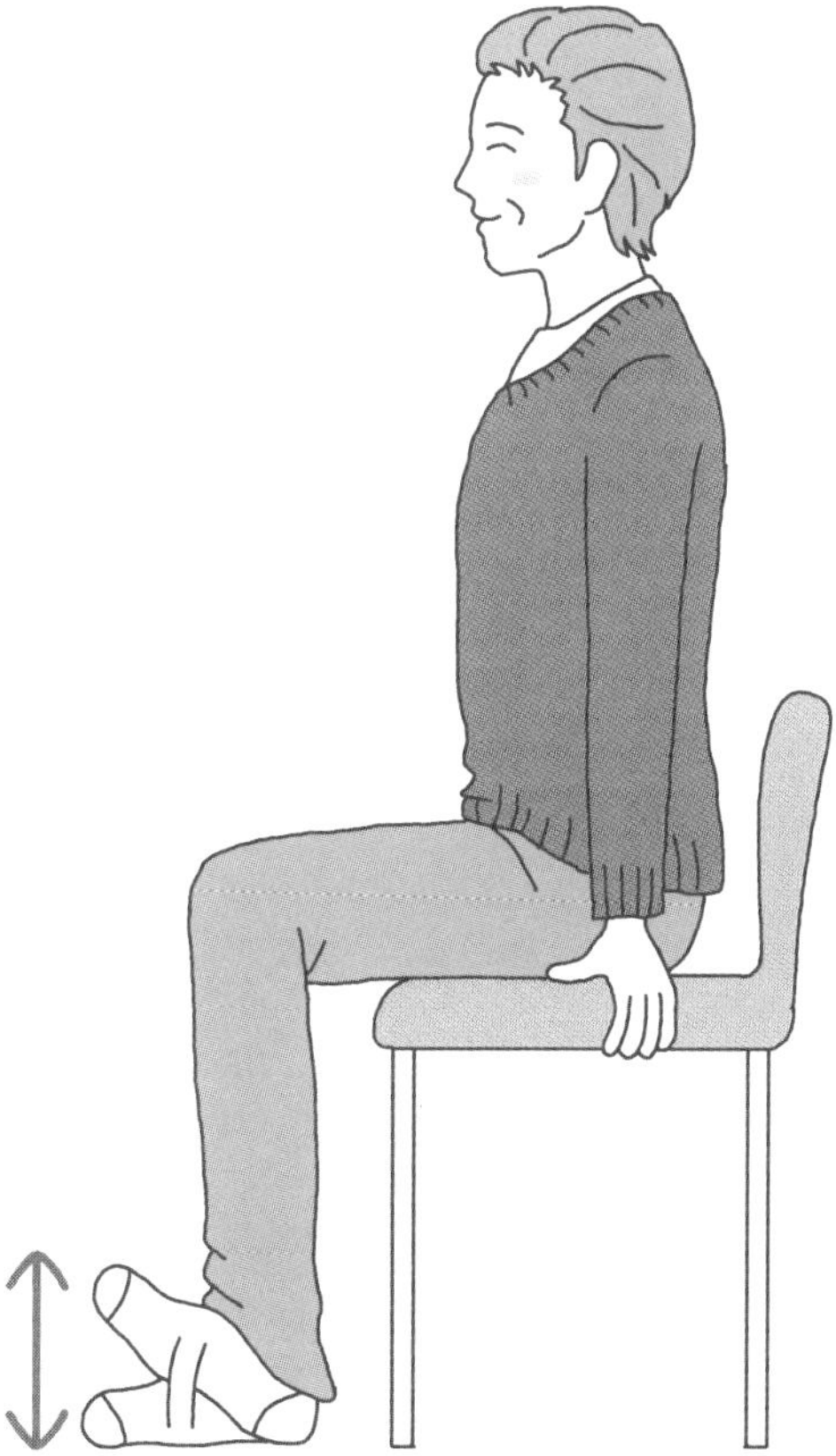

おわりに

この本を手に取っていただき、本当にありがとうございます。

私がリウマチ医を志したきっかけ、そして本書を書かせていただくきっかけになったのは、私の祖父がリウマチだったことでした。


祖父が早朝に布団にうずくまって、手や足の痛みに耐えている姿。

徐々に関節の変形が進んで靴が履けなくなり困っている姿。

そんな姿を、私は幼いころから毎日見てきました。


でもそんなリウマチの症状を抱えながらも、祖父はいつも笑顔でとても優しかった。

私はそんな祖父が大好きでした。

だから小学生の時に、「祖父のようなリウマチの人を治せるお医者さんになりたい」と思うようになったのです。

そして時は流れ、私はリウマチを専門とする医師になりました。

しかし、リウマチといっても、普段はなかなか馴染みのない病気。

手指の痛みや腫れを我慢してしまったり、そもそもどこに受診していいのかわからず、診断や治療が遅れてしまう方も多くいる現状に、ジレンマも感じてきました。

そこで、少しでも皆様にリウマチの症状を知っていただき、病院を受診して早期発見につながればと思い、本書を書かせていただいた次第です。

もしあなたが「私もリウマチかも？」と思ったら、一番大切なのは、前向きに考えることです。これは10年以上、毎日診療してきた私の経験から、自信をもっていえること。

もちろん、きっと痛みや不安などがあることでしょう。でもそこで抱え込むことなく、ぜひ早めに、血液検査や関節エコー検査のできる病院を受診していただきたいと思います。

最新のサポートを得て、リウマチと前向きに向き合っていきましょう。

みなさまのリウマチや体調がよくなり、お仕事や家事や子育てなど、今まで通りの生活を安心して送っていただけること。

本書がその一助となれば、嬉しく思います。

リウマチ医師の皆様へ

初めまして、リウマチ専門クリニックをさせていただいている佐藤理仁と申します。

私は関節エコー検査と生物学的製剤などのお薬で、リウマチの方のお役に立ちたいと2016年に埼玉県戸田市にクリニックを開院させていただきました。

最初の頃は本当に恥ずかしい話ですが「僕のクリニックって凄いな！」と自己満足をしていました。

たくさんのリウマチでお困りの方に来院していただき、福島や京都、四国など遠方からの来院もあったためです。

しかし、よく考えてみるとそれは、地元にリウマチ専門クリニックが無くてお困りの方が多いということ。

そこに気づかないで自己満足していることを、本当に恥ずかしく感じたのです。

そこで、「日本全国お困りの地域にリウマチ専門クリニックがあったら、みんなが喜んでくれるのでは？」と思うようになり、

「日本全国のリウマチ患者さんに安心をお届けする！」

というクリニックの使命と、

「2040年までに全国200院のリウマチ専門クリニックを創る！」

という未来像が完成しました。

そして現在、この想いに共感していただいた多くの僕よりも優秀なリウマチ医の先生方が、仙台や兵庫など日本全国から集まってきていただいております。

そんな、素晴らしい仲間とともに、これから全国にリウマチ専門クリニックの輪を広げて、日本中どこにいても安心してリウマチ医療が受けられる社会を目指していきたいと思います。

もし、こうした想いに共感していただける方、志を同じくするリウマチ医師の方がいらっしゃいましたら、ぜひご連絡ください。

お話をするため、日本全国どこでも行かせていただきますし、随時クリニック見学などもお引き受けいたします。

ご遠慮なくお声がけいただければ幸いです。

佐藤　理仁

［リウマチ医師の方向けホームページ］

https://doctor-recruit.ra-mg.jp/

（下のＱＲコードからアクセスできます）

「さとう埼玉リウマチクリニック」

毎月1000人以上のリウマチ患者さんが通院される、
全国唯一のリウマチ患者さんだけの専門クリニックです。
「リウマチの方に安心をお届けする」というミッションのもと、
完全予約制で初診お1人30分というゆったりの診療枠、
関節エコー検査という今までのレントゲンでは診断できなかった
リウマチも発見することができる最新検査機器、
そしてリウマチ診療に情熱をもつ
たくさんの若手リウマチ医師が在籍するクリニックです。

〒335−0034　埼玉県戸田市笹目1丁目33−7 笹目クリニックモール内
※初めての方は電話予約制：048（421）0310

［ホームページ］ https://sato-naika.org/

佐藤 理仁（さとう・みちひと）

さとう埼玉リウマチクリニック院長
日本リウマチ学会 専門医
リウマチ財団登録医
リウマチ友の会 特別会員
リウマチ学会ソノグラファー（関節超音波検査に関する知識・経験を認定する制度）

［経歴］
２００７年　昭和大学 医学部卒業
２００９年　昭和大学 リウマチ膠原病内科勤務
２０１１年　昭和大学 大学院医学科卒業
２０１２年　日本赤十字社医療センター アレルギー・リウマチ科勤務
２０１３年　埼玉メディカルセンター 膠原病内科勤務
２０１６年　さとう内科ファミリークリニック開院
２０１８年　さとう埼玉リウマチクリニックに名称変更、現在に至る
２０２２年４月　「手足リウマチ専門クリニック 大宮院」開院
２０２３年４月　「手足リウマチ専門クリニック 赤羽院」開院

大好きだった祖父の関節リウマチを治したい！と医師を志す。

その診療の中で、多くのリウマチ患者さんが、なかなかリウマチの診断や治療にたどりつかずにずっと痛みや不安を抱えていたり、お仕事や子育てなど日常生活を諦めてしまっている事に心を痛める。

ここ10年でリウマチの診断も治療も格段に進歩しており、その最新医療をもっと多くの方に届けたいと、リウマチ専門のクリニックを開業。お１人お１人のリウマチの方に安心をお届けする医療を提供。

さらに現在は、「日本中のリウマチの方に安心をお届けする」という使命をもって、志をともにする多くの若手リウマチ医とともに日本中にリウマチ専門クリニックの輪を広げている。

［講演実績］

・日本リウマチ学会
「当院におけるリウマチ患者さんへのABTとTAC併用効果について」
・第30回日本リウマチ学会関東支部学術集会
「診察室で関節エコー検査を駆使したリウマチ診療」
「関節エコー検査にて、リウマチと鑑別しえた類似疾患」
・川口市薬剤師会
「これで安心！ポイントを押さえたリウマチ治療～患者さんの将来を考えた薬剤選択って？～」
・中外製薬社内講演会
「今夜限り？ホンネで語るリウマチ診療」
・埼玉県南部リウマチ講演会
「リウマチ診療における実臨床的薬物治療マネジメント」
他、さいたま市薬剤師会、関節リウマチのマネジメントを研究する会、戸田市・蕨市合同薬剤師会等多数

Special Thanks to:

企画協力：
樺木 宏（株式会社プレスコンサルティング）

編集協力：
星野 友絵（silas consulting）

本文イラスト：
あべゆきこ
株式会社 i and d company

指《ゆび》、痛《いた》くないですか？

それ、リウマチかもしれません！ 専門医が教える正しい治し方

二〇二一年（令和三年）七月十二日　初版第一刷発行

著　者　佐藤 理仁
発行者　石井 悟
発行所　株式会社自由国民社
東京都豊島区高田三―一〇―一一 〒一七一―〇〇三三
電話〇三―六二三三―〇七八一（代表）

造　本　JK
印刷所　横山印刷株式会社
製本所　新風製本株式会社